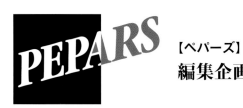

【ペパーズ】
編集企画にあたって…

　形成外科医の日常診療では，四肢の「しこり」を主訴に来院される患者さんは非常に多くいらっしゃいます.

　「しこり」とは，皮膚表面の変化に乏しい結節状の病変の総称と捉えられ，軟部腫瘍のみならず，上皮性組織から発生するものや炎症性疾患や嚢胞性病変なども四肢の「しこり」として自覚されます. 軟部腫瘍に関しては，血管組織，末梢神経組織，脂肪組織，筋組織，線維性組織などの非上皮性組織から発生・分化を示す腫瘍の総称でありますが，2020年に改訂されたWHO診断基準（第5版）においては，軟部腫瘍だけで100種類以上の腫瘍に細分化されています. そのため，「しこり」といっても非常に多岐にわたり，診断から治療まで難渋することもあり，まれに希少がんである軟部肉腫も疑う「しこり」に遭遇することもあります.

　そのため，「まずはここだけは押さえておくべき」として，四肢の頻度が高い「しこり」や重要な「しこり」をピックアップして，若手の先生をはじめとしてわれわれ形成外科医が安心して診断・治療を進めるために参考になる特集となっています.

　本書では，まず総論では，画像診断の基礎，そして「しこり」を呈する比較的よくみられる疾患・重要な疾患の病理診断の総論を病理組織像とともにご概説いただいています. その上で，各論ではこの四肢の「しこり」をみたときに，実際の診療でどういう病歴や臨床所見がみられ，（造影）MRIをはじめとしてどういう画像検査の選択がよいのか，そして生検が必要なのかどうか，など診断に至るプロセスや，具体的な治療での詳細なノウハウを，腫瘍・「しこり」の種類別にそれぞれの分野のエキスパートに詳述していただいております.

　本企画の内容が，四肢の「しこり」の診療の実践においてわかりやすい一書として，少しでもお役立てることができれば幸甚です. 最後に今回の企画にあたり，ご多忙の中にご執筆いただいた先生方，原稿をお取りまとめいただき，様々ご尽力くださいました全日本病院出版会の鈴木由子氏に心より御礼申し上げます.

2021年12月

土肥輝之

KEY WORDS INDEX

WRITERS FILE

ライターズファイル（五十音順）

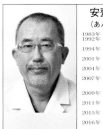

安齋　眞一
（あんさい　しんいち）

1983年	山形大学医学部医学科卒業
1992年	同大学医学部付属病院皮膚科，講師
1994年	山形県立日本海病院皮膚科，医長
2001年	秋田大学医学部皮膚科学講座，助教授
2004年	札幌皮膚病理研究所，副所長
2007年	徳島大学大学院ヘルスバイオサイエンス研究部皮膚科学分野，准教授
2009年	日本医科大学医学部皮膚科学講座，准教授
2011年	同大学武蔵小杉病院皮膚科，部長
2015年	同大学医学部皮膚科学，教授併任
2016年	同大学武蔵小杉病院皮膚病理診断室開設，室長併任
2021年	PCL Japan，常勤医

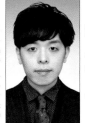

佐々木　雄輝
（ささき　ゆうき）

2015年	北海道大学卒業
2017年	同大学形成外科入局手稲渓仁会病院形成外科
2018年	市立札幌病院形成外科函館中央病院形成外科
2019年	JA北海道厚生連帯広厚生病院形成外科北海道大学病院形成外科
2021年	斗南病院形成外科／血管腫・脈管奇形センター北海道大学大学院医学研究院形成外科学教室

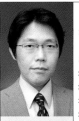

野村　正
（のむら　ただし）

1997年	和歌山県立医科大学卒業神戸大学形成外科入局，研修医
1999年	東京大学形成外科，医員
2000年	神戸大学形成外科，医員
2004年	国立病院機構姫路医療センター形成外科医長
2007年	神戸大学大学院医学研究科形成外科医員
2012年	同大学形成外科，特命講師
2021年	同，准教授

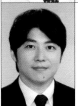

遠藤　誠
（えんどう　まこと）

2000年	九州大学卒業
2004年	国立がんセンター中央病院，レジデント
2011年	九州大学大学院医学系学府修了
2012年	ブリティッシュコロンビア大，リサーチフェロー
2013年	九州大学病院整形外科，助教
2015年	国立がん研究センター中央病院，医員
2017年	九州大学病院整形外科，助教
2020年	同，講師

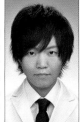

東名　怜
（とうみょう　れい）

2017年	帝京大学卒業順天堂大学医学部附属順天堂医院，初期臨床研修医
2019年	同大学病院初期臨床研修終了同大学形成外科入局，助手

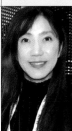

林田　佳子
（はやしだ　よしこ）

1994年	熊本大学卒業同大学附属病院放射線科，研修医
1995年	熊本赤十字病院
1997年	熊本整形外科病院
1998年	三井大牟田病院
2000年	熊本大学附属病院放射線科
2006年	同大学大学院医学研究科博士課程卒業出水市立出水総合医療センター放射線科，医長
2008年	産業医科大学医学部放射線科学，講師

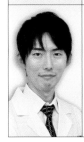

小野　真平
（おの　しんぺい）

2004年	日本医科大学卒業
2006年	同大学形成外科入局同大学大学院入学
2010年	医学博士取得
2010年	米国ミシガン大学形成外科留学（Dr. Kevin C Chungに師事）
2012年	日本医科大学高度救命救急センター，助教
2013年	聖隷浜松病院手外科・マイクロサージャリーセンター
2015年	会津中央病院形成外科，部長
2015年	日本医科大学形成外科，講師
2017年	同，准教授

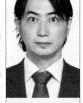

土肥　輝之
（どひ　てるゆき）

2005年	日本医科大学医学部卒業
2005年	同大学付属病院，初期臨床専攻医
2007年	同大学形成外科入局
2009年	会津中央病院形成外科
2009年	日本医科大学形成外科，助教
2015年	同大学大学院修了
2015年	同和病院形成外科，部長
2016年	日本医科大学形成外科，助教
2016～18年	米国スタンフォード大学形成外科留学
2018年	日本医科大学付属病院形成外科・再建外科・美容外科，病院講師
2019年	日本医科大学形成外科学教室，講師

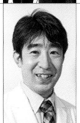

森　智章
（もり　ともあき）

2005年	慶應義塾大学卒業
2005年	慶應義塾大学病院初期研修プログラム
2007年	同大学整形外科入局
2009年	同大学大学院
2015～2018年	国立がん研究センター中央病院　医員
2018年	ハーバード大学マサチューセッツ総合病院留学
2021年～	慶應義塾大学整形外科，助教

桑原　大彰
（くわはら　ひろあき）

2007年	東邦大学卒業
2009年	日本医科大学形成外科入局
2011年	同，助教
2014年	会津中央病院形成外科，部長
2016年	Finland, Helsinki University Hospital, Musculoskeltal and Plastic Surgery留学
2017年	台湾, Chang Gung Memorial Hospital, Plastic and Reconstructive Surgery留学
2019年	日本医科大学形成外科，講師
2020年	同大学武蔵小杉病院皮膚がんセンター，センター長

CONTENTS

まずはここから！
四肢のしこり診療ガイド

編集／日本医科大学講師　土肥　輝之

◆編集顧問／栗原邦弘　百束比古　光嶋　勲
◆編集主幹／上田晃一　大慈弥裕之　小川　令

【ペパーズ】
PEPARS No.181/2022.1◆目次

「PEPARS®」とは Perspective Essential Plastic
Aesthetic Reconstructive Surgery の頭文字より構成される造語．

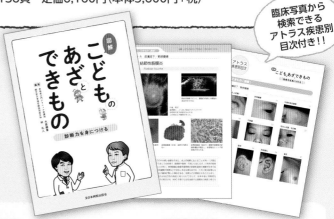

PEPARS　No.181：1-8，2022

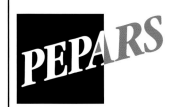

◆特集／まずはここから！四肢のしこり診療ガイド

I. 総　論
四肢皮膚軟部腫瘍の診断のための画像検査

林田佳子*1　青木隆敏*2

Key Words：単純 X 線検査(plain X-rays)，CT(computed tomography)，MRI(magnetic resonance imaging)，核医学検査(nuclear medicine)，PET-CT(positron emission tomography-computed tomography)

Abstract　　近年，画像診断は急速に進歩を遂げ，次々と新しい撮像技術が登場している．四肢軟部腫瘍診断に使用される画像診断には，単純 X 線検査，超音波検査，CT，MRI，核医学検査，血管造影検査など様々な種類がある．それぞれに利点，欠点が存在するため，実臨床ではこれらを数種類組み合わせて総合的に診断することが多い．日々の診療においてより有効な検査選択ができるようそれぞれの検査法について解説する．

はじめに

　"皮膚のしこり"を主訴に受診する症例は非常に多岐に亘る．腫瘤が皮膚から脂肪組織までに限局する"皮膚腫瘍"をはじめとし，より深部の軟部病変の他，腹壁ヘルニアのように腹腔内から膨隆する病変，骨の腫瘍性病変や正常変異・破格に加え，滑膜炎などの炎症性変化などまでもが診断対象となり得る．画像検査の目的は主に，① 存在診断，② 質的診断(病変の由来，病変の性状，良悪性の鑑別)，③ 病期診断(病変の進展，転移の有無)，④ 治療効果判定，⑤ 再発診断の 5 つに大別される．局所の評価・質的診断には MRI が最も優れており，全身の転移検索などの広範囲な撮影には，造影 CT や PET-CT での評価が有効であるが，診断の対象次第ではこれの限りではない．本稿では，特に，単純 X 線検査，CT，MRI，核医学検査(特に PET/PET-CT)の特徴について述べる．

---

*1　Yoshiko HAYASHIDA，〒807-8555　北九州市八幡西区医生ヶ丘 1 番 1 号　産業医科大学放射線科，講師
*2　Takatoshi AOKI，同，教授

単純 X 線検査

　皮下のしこりが，骨腫瘍・骨腫瘍類似病変であった場合，単純 X 線写真は診断価値が極めて高く，最初に行われるべき画像検査である．一方，軟部腫瘍・腫瘍類似病変に対しては，病変内の石灰化，骨化パターンや隣接骨の変化が診断の手がかりとなるため，単純 X 線写真を撮影する意義がある[1]．

　正面像，側面像の 2 方向撮影が基本で，必要に応じて他の方向の撮影を追加する．

　単純写真によって，病変の占拠部位，分布，内部性状，辺縁性状，石灰化した基質の解析，骨皮質の変化，骨膜反応などを評価する．

　軟部腫瘍における単純 X 線写真の利点は以下の通りである[2]．

- 簡便で短時間に撮影可能である．
- 関心領域の全体像が把握できる．
- 軟部病変と関連のある骨・関節病変の有無を評価できる．
- 石灰化を評価できる．
- 脂肪組織やガスを描出できる．

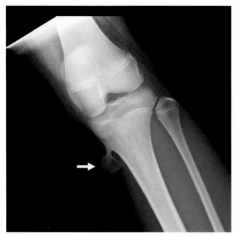

図 1. 10 代，女性．左脛骨骨軟骨腫
左膝関節単純写真を提示する．脛骨骨幹端内側よ
り膨隆する骨性隆起を認め，骨軟骨腫の所見であ
る．

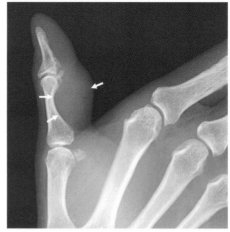

図 2. 60 代，女性．右母指腱鞘巨細胞腫
右手単純 X 線写真を示す．母指基節骨に，圧排性変化を
きたす軟部腫瘤が認められる．母指基節骨に骨皮質の欠
損や海綿骨の透亮像などなく，良性疾患が疑われる所見
である．

図 1 は左下腿内側の腫瘤を主訴に来院された 10
代女性の骨軟骨腫の単純 X 線写真である．脛骨内
側から連続する骨病変であることが明らかであ
る．骨由来病変そのもののみならず，単純 X 線
写真は，例えば，神経線維腫症等の母斑症などの
ように，合併する系統的な骨病変の評価にも有効
となる．

また，単純 X 線写真は，軟部腫瘍/腫瘍類似病
変においても，化骨性筋炎や海綿状血管腫，痛
風・偽痛風などの石灰沈着症の他，骨外性骨肉腫，
滑膜肉腫，平滑筋肉腫，類上皮肉腫など，多岐に
わたり石灰化をきたす病変があり，これらの診断
の一助となる．

図 2 は，右母指の腫瘤を主訴に来院された 60 代
女性の右手単純 X 線写真である．母指基節骨に，
圧排性変化をきたす軟部腫瘤が認められる．母指
基節骨に骨皮質の欠損や海綿骨の透亮像などはな
く，良性疾患が疑われる所見である．しかし，単
純 X 線写真では，軟部腫瘍が囊胞性腫瘍であるの
か，充実性腫瘍であるのかなどの詳細な内部構造
の判断は困難である．

CT

CT とは，X 線管球が被検者の周りを回転して，

360° 方向から収集された情報を集めて，その情報
をコンピューター解析し横断画像を作り出す診断
装置である．CT 装置はヘリカル CT（らせん状に
連続回転して撮影していく方式）が主流である．
現在では，1998 年頃に登場したマルチスライス
CT（検出器が多列化したヘリカル CT．従来のヘ
リカル CT よりも高画質で，隙間のない画像を高
速（数秒から数十秒）で撮影可能）と呼ばれる装置
が一般的となりつつある[3]（図 3, CT 装置の詳細に
関しては成書を参照のこと．）

したがって，CT のコントラストの成り立ちは，
X 線透過性の違いに基づいている点において，基
本的に単純 X 線検査と同じである．単純 X 線検査
の項で前述した如く，骨腫瘍・骨腫瘍類似病変の
評価，骨・関節との関連の評価や，石灰化を有す
る軟部腫瘍，脂肪やガスの描出などに対し有効な
検査法である．

単純 X 線写真よりも CT が優れている点は以下
の如くである[2]．

• 濃度分解能に優れる．
• 重なりのない横断画像が得られる．
• 任意の多断面再構成（MPR）像が得られる．
• 三次元画像表示も可能である．
• 造影剤を用いた画像を詳細に評価できる．

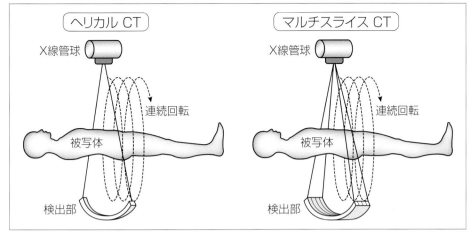

図 3. CT 装置の概略図
CT 装置では，X 線管球が被検者の周りを回転して情報を集め，その情報を
コンピューター解析し画像を得る．したがって CT のコントラストの成り立
ちは，基本的には，単純 X 線検査と同じである．

a | b

図 4.
図 1 にて提示した骨軟骨腫の患者の単純
CT 画像
骨軟部領域に特化した撮像プロトコルを
用い再構成を行っている．脛骨骨幹端内
側より膨隆する骨性隆起の形状と部位が
明瞭に描出可能である．
　a：多断面再構成(MPR)画像
　b：三次元画像

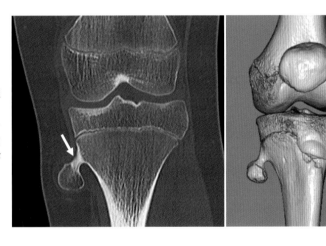

　CT では，X 線透過性の違いをコンピューター
演算で算出するため，単純 X 線検査よりも濃度分
解能に優れている．また，位置情報もコンピュー
ター演算で算出するため，重なりのない横断画像
が得られることになる．

　骨軟部領域に特化した撮像プロトコルを用いれ
ば，詳細な任意の断層像が得られ病変の発生部位
や形状の評価が可能となる．骨軟部領域では複雑
な関節の形態の把握の他，腫瘍内の骨化，石灰化
や骨皮質の詳細な評価が必要である．このため，
収集スライス厚を装置の最小(1 mm 以下)で撮影
の後，評価に適した多断面再構成(MPR)像を作
成することが望まれる．これにより，臨床応用で
きる三次元画像表示も可能となり，脊椎，肩関節，
手関節，足関節，骨盤など解剖学的に複雑な部位

の病変の把握が容易となる．

　図 4 は図 1 の単純 X 線写真で提示した骨軟骨腫
患者の CT 画像である．脛骨骨幹端内側より膨隆
する骨性隆起の形状と部位がより明瞭に描出可能
である．

1．造影 CT と CTA

　造影剤を用いた造影 CT は，病変の質的評価の
みならず，病期診断，治療効果判定，再発診断に
おいて，今やなくてはならない検査ツールであ
る．四肢原発の中間型あるいは悪性軟部腫瘍の遠
隔転移臓器としては，肺が最も高頻度である[4]．
一方，平滑筋肉腫，粘液型脂肪肉腫，類上皮肉腫
といった組織型では，他の組織型よりも腹骨盤部
転移を生じやすい傾向があるとされ[5][6]，明細胞肉
腫，類上皮肉腫，血管肉腫といった組織型では，

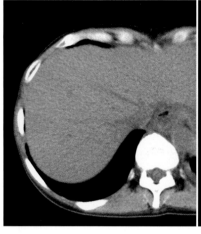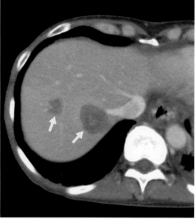

図 5.
50代．女性．転移性肝腫瘍
S状結腸癌のフォローアップにおける，腹部単純CT（a），および造影CT（b）を示す．単純CTでははっきりしない乏血性の多発肝腫瘍が造影にてはっきりと描出されている（黄色矢印）．

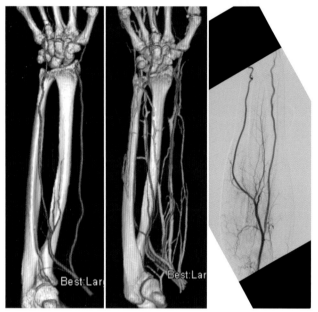

図 6．造影剤を用いたCTによる左前腕の 　a|b|c
　　　　3D-CTA
a：動脈相
b：静脈相
c：(参考)カテーテルを用いた血管造影検査での動脈像．CTAにおいても上腕，橈骨，尺骨動脈・静脈の同定・評価が十分可能である．

とどまる時相で撮影を行い，動・静脈の三次元での描出が可能である．手術前計画において，腫瘍と血管の位置関係などや，腫瘍による血管浸潤の有無の評価，血管性腫瘍の診断をするのに有用である（図6）[1]．CT性能の向上に伴い様々な撮像方法が可能となっている．検査の目的に合わせた最適な撮像方法を事前に検討した後に撮影に臨むべきであろう．

2．CTの注意点

CTにはX線被曝がある．X線と比較し，CTでの被曝線量は数十倍に及ぶ．単純X線写真では関心部位のみの撮影を行うことができるが，CTでは関心領域以外の部位も被曝することに十分注意する必要がある．例えば股関節CT周囲の撮影では，男性，女性ともに生殖腺が直接被曝する可能性が高い．適応を厳格にし，また，検査の範囲を必要最小限にとどめることが重要である．特に小児へのCT利用は慎重にする．小児は成人と比べて放射線感受性が高い．CT検査で得られる情報と被曝によるデメリットを天秤にかけて，検査法を選択する必要がある[2]．

3．CT造影剤

造影剤を使用することにより副作用が発生する可能性がある．造影剤を使用する場合は予め説明と同意を行う．ヨード過敏のある患者，気管支喘息などのアレルギー歴のある患者，腎機能低下患者には，基本的に造影検査は行うべきではない．

リンパ行性転移をしやすいことが知られている[7]．遠隔転移の大多数を占める肺転移検索は，胸部単純CTが有効であるが，肝転移やリンパ節転移・腹腔内転移の評価については造影CTでないと同定困難なことがある（図5）．また，造影剤を用いることで動・静脈の情報を得ることができる．CT血管造影では血管内に高濃度の造影剤が

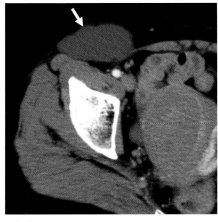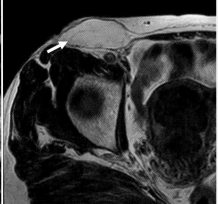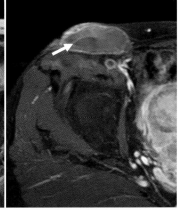

a|b|c 　　　　　**図 7**．50 代．女性．リンパ管腫

　　　a：造影 CT では，右鼠径部の皮下に，40 mm 大の造影されない腫瘤が認められる．
　　　b：MRI，T2 強調画像，水平像．造影 CT でははっきりしなかった内部の隔壁構造が明瞭である．
　　　c：MRI，脂肪抑制造影 T1 強調画像，水平断像．内部の隔壁構造にのみ増強効果を認め，嚢胞性
　　　　腫瘍が疑われた．病理結果はリンパ管腫であった．

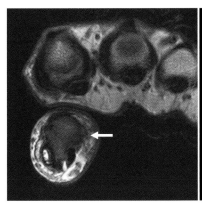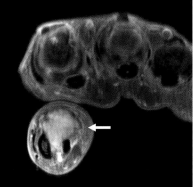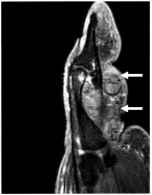

a|b|c 　　**図 8**．60 代，女性．腱鞘巨細胞腫．図 2 の単純 X 線写真にて提示した右母指腫瘤の MRI
　　　　　像を示す．
　　　a：T2 強調画像，水平像，b，c：脂肪抑制造影 T1 強調画像，水平像(b)，矢状断像(c)
　　　　母指基節骨に接し，T2 強調画像にて低信号を呈する境界明瞭な軟部腫瘍が認められる．
　　　　造影効果を呈し，病変は充実性腫瘍であることがわかる．病変の広がりや信号強度より，
　　　　腱鞘巨細胞腫が疑われる．

MRI

　軟部腫瘍・腫瘍類似病変において，性状を評価するのに最も適した画像検査は MRI である．コントラスト分解能に優れており解剖学的に詳細な評価が可能である[8]．骨腫瘍・腫瘍類似病変に対しても，腫瘍の内部構築について構成成分，進展範囲を描出できる[2]．骨軟部腫瘍では発生部位や広がりの形状から診断をせまられるケースが少なくなく，術前の評価のみならず診断においても解剖学的な評価・内部構造の評価は非常に重要である(図 7)．

　CT では周波数の高い X 線を使うのに対し，MRI は強い磁場と電磁波を使って画像を得ることができるため，放射線被曝がない．MRI では，原理の異なる何種類かの画像を得ることで，その組み合わせから，内部構造の病理学的な考察を行うことができる．このため，撮像時間が長くなり，その情報量が多すぎるがために画像所見の理解が複雑となる点は難点の 1 つである．

　脂肪系腫瘍，神経鞘腫，血管腫，ガングリオン，滑液包炎，リンパ管腫などの嚢胞性疾患などいくつかの軟部腫瘍・腫瘍類似病変においては，MRI で特徴的な画像所見を呈する場合があり，この場合には MRI 検査が非常に有効である[7](図 8)．

造影 MRI は，囊胞と血管腫の鑑別，充実性腫瘍と血管腫の鑑別など，腫瘍の質的評価の際に用いられる．浸潤性腫瘍や炎症性病変の進展範囲の評価においては，造影検査が基本である．悪性腫瘍においては，造影 MRI の脂肪抑制画像や STIR において腫瘍辺縁より筋膜上に沿って tail sign と言われる尾を引くような所見が見られる場合，浸潤と関連が強いと報告されており，より良好な局所制御を得るためにこれを考慮した切除範囲の決定が望まれる[8]．術前検査のみならず，手術・抗がん剤・放射線加療前後の効果判定や残存腫瘍の評価においても，造影 MRI 検査は重要な役割を担う．

1．MRI の検査にあたり必要なチェックポイント

1 回の検査において，数種類，数方向での画像を得る必要があり撮像時間が長くなる．このため数分間の静止姿勢が保持できない場合は，MRI 撮像は困難である．また，閉所恐怖症の場合も撮影は困難となる．撮影中は，非常に大きな音が持続する．希望すれば耳栓の使用も可能である．心臓ペースメーカー，人工内耳，その他体内植込み型医療機器，マグネット式の義歯，動脈瘤クリッピングなどの体内外金属，入れ墨などは，身体への悪影響（臓器損傷ややけどなど）を与える恐れがあるため，事前の問診や医療機器情報カードにて，安全性の確認が必要である[2]．

2．MRI 造影剤

造影剤を使用する場合は予め説明と同意を行う．気管支喘息などのアレルギー歴のある患者，腎機能低下患者には，基本的に造影検査は行うべきではない．特に，腎機能低下患者では，腎性全身性線維症の発現のリスクが上昇することが報告されており，注意が必要である．

核医学
―特に PET/PET-CT について―

PET とは，positron emission tomography（陽電子放出断層撮影）の略である．CT や MRI が体内の形態を画像化したものであるのに対して PET は体内の代謝を画像化した機能画像である[9]．すなわち，CT や MRI と比べると PET 画像から得られる情報は基本的に異なるため，これらを組み合わせることでより正確で有効な診断が可能となる．

臨床の現場で頻用される PET 製剤は，F^{18}-FDG である．ポジトロン（陽電子）を放出する放射性同位元素（フッ素：F^{18}）を標識したブドウ糖（フルオロデオキシグルコース；FDG）を体内に投与し，FDG の集積部位を画像化することで，糖代謝の更新した部位を同定する核医学検査である．がん細胞は正常細胞よりも多くのブドウ糖を摂取する性質を利用して悪性腫瘍が存在する場合の病期診断，あるいは転移・再発診断に対して保険適用が得られている[9]．

PET 検査の利点は，全身の悪性腫瘍を一度の検査で評価できることである．病理診断で悪性骨軟部腫瘍と診断された患者に対し，遠隔転移（肺や所属リンパ節など）の検査を行うこと（staging）は，治療方針を決めるために重要な情報である．PET の画像解像度は，128×128 程度で解像度は高くないため，形態画像である CT 画像と合わせたフュージョン画像を用いた複合型の PET-CT 装置が広く普及している．

PET 画像の評価方法として，画像を視覚的に評価する定性評価と，定量評価がある．定量評価として，SUV（standardized uptake value）が一般的に用いられている．SUV は FDG の投与量と患者の体重から簡便に求めることが可能な半定量値である．PET 画像の画素値は SUV に対応している．

次に，PET/PET-CT 検査の特徴について列記する[10]．

① 被曝を伴う

放射性同位元素を用いるため，少ないが被曝がある．しかし，アレルギー反応や副作用はほとんど報告されておらず，喘息や腎臓病があると，CT などの造影剤検査が受けられないことがあるが，PET/PET-CT 検査では問題はない．

② 薬剤には半減期がある

F^{18} の半減期はおよそ 110 分と短い．つまり，短

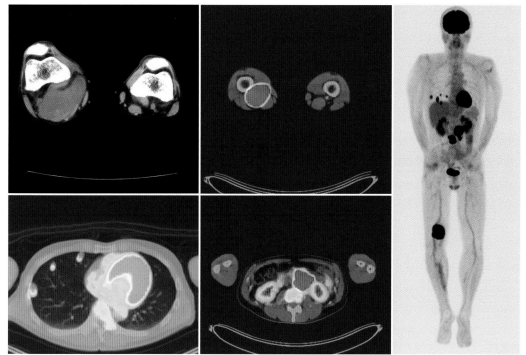

$$\frac{a}{c}\left|\frac{b}{d}\right|e$$

図 9. 50 代. 男性. 右下腿癌肉腫
造影 CT では大腿骨遠位部背側に, 軟部腫瘤が認められる (a).
大腿レベルの PET-CT (b) では, 原発巣への RI の集積亢進像を認める.
肺下葉レベル (c), 腎レベル (d) の PET-CT および PET の MIP 画像 (e) では, 多発肺
転移巣と傍大動脈リンパ節転移の遠隔転移が明らかである.

時間で薬剤が減衰し使用できなくなるという特徴がある. そのため, 患者の遅刻などによる検査予定時間の変更は困難であることをご理解いただきたい.

③ 注射後および撮影中に安静が必要

PET/PET-CT 検査では, RI 薬剤を注射後, 1～2 時間, 安静に過ごす. 糖代謝に従った体内への分布を待った後に 30～40 分ほどの撮影を行う. このため安静を保持できない患者の検査は困難となる.

④ 血糖値が画質に影響する

ブドウ糖代謝を画像化しているため血糖値が画質に影響する. 通常, PET/PET-CT 検査では検査の 6 時間前から絶食を行い, 糖分を控える. 糖尿病の場合, 検査前の血糖のコントロールが重要となる.

⑤ 正常な臓器にも生理的な集積がある

脳や肝臓, 心臓などの正常臓器においても, 体内の通常の機能として糖代謝が行われるため, FDG の集積が認められる. また, FDG は尿として体外に排出されるため, 腎臓や膀胱にも生理的集積が認められる. このため, 病変の有無の診断に際しては, その集積が生理的なものか, 悪性腫瘍に伴う異常集積であるかを判断する必要がある.

⑥ 悪性腫瘍以外に様々なものに集積する

FDG は悪性腫瘍以外にも様々なものに集積する. 活動性の炎症像など様々なものに集積するし, また, 悪性腫瘍であっても, FDG 集積の低いものもあり, 病理診断の代用とはならないことに留意する必要がある.

図 9 は, 右大腿部の軟部癌肉腫と診断された 50 代男性の PET-CT である. 右大腿部の原発巣の他に, 多発肺転移巣と多発リンパ節転移への集積亢進を認めており, 一度の検査で原発巣と転移巣の評価が可能であった.

おわりに

　単純 X 線検査，CT，MRI，核医学検査(特に PET/PET-CT)の特徴について略述した．骨軟部領域では，部位や信号強度から典型像を呈し診断に至ることができる病変が少なからず存在する．生検などのさらなる侵襲的な検査を避けることができ画像診断の担う役割は大きい．しかし，これらの検査には被曝やコストなどの負の側面も伴う．画像検査機器には得手不得手があることを理解し，患者に何らかの利益をもたらすかどうかを十分考えた上での適切な検査の選択が望まれる．

参考文献

1) 第9章　骨軟部．画像診断ガイドライン．日本医学放射線学会編．p524-570，金原出版，2021.
2) 序章　1　基本的読影のポイント．できる！画像診断入門シリーズ　骨軟部画像診断のここが鑑別ポイント．福田国彦編．p12-23，羊土社，2012.
3) 市川勝弘編：CT super basic．オーム社，2015.
4) Clinical Question 3. 軟部腫瘍診療ガイドライン2020改訂第三版．日本整形外科学会編．p37-38，南江堂，2020.
5) King, D. M., et al.：Soft-tissue sarcoma metastases identified on abdomen and pelvis CT imaging. Clin Orthop Relat Res. **467**(11)：2838-2844, 2009.
6) Thompson, M. J., et al.：Screening and surveillance CT abdomen/pelvis for metastases in patients with soft-tissue sarcoma of the extremity. Bone Joint Res. 4(3)：45-49, 2015.
7) Keung, E. Z., et al.：Defining the incidence and clinical significance of lymph node metastasis in soft tissue sarcoma. Eur J Surg Oncol. **44**(1)：170-177, 2018.
8) Clinical Question 10. 軟部腫瘍診療ガイドライン2020改訂第三版．日本整形外科学会編．p53-54，南江堂，2020.
9) 第1章　PET検査　概要．PET検査・診断—基礎のキソ—．磯辺智範ほか編．p1-10，金原出版，2008.
10) 第6章　PET診断について(臨床編)．PET検査・診断—基礎のキソ—．p114-123，金原出版，2008.

PEPARS No.181：9-19, 2022

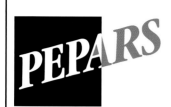

◆特集／まずはここから！四肢のしこり診療ガイド

I. 総　論
四肢皮膚軟部腫瘍の病理診断

安齋　眞一*

Key Words：軟部腫瘍(soft tissue tumors)，上皮性腫瘍(epithelial tumors)，囊腫と偽囊腫(cyst and pseudocyst)，非腫瘍性疾患(non-neoplastic diseases)，病理組織学的診断(histopathological diagnosis)

Abstract　　本稿では，四肢に比較的よく見られる「しこり」に相当する病変の病理組織像を解説した．「しこり」を，皮表の変化に乏しい結節状の病変の総称と捉え，炎症性疾患および代謝異常症，囊腫あるいは偽囊腫，上皮性腫瘍，軟部腫瘍および類縁疾患について，それぞれ解説した．取り上げたのは，肥厚性瘢痕・ケロイド，痛風結節およびリウマチ結節，血栓を伴う静脈(器質化血栓)，結節性筋膜炎，毛包囊腫，漏斗部型(表皮囊腫，粉瘤)，HPV 関連類表皮囊腫，指趾粘液囊腫およびガングリオン，滑液包炎，毛母腫(石灰化上皮腫)，脂肪腫および類縁疾患(脂肪肉腫を含む)，皮膚線維腫，腱鞘巨細胞腫，表在性線維腫症，隆起性皮膚線維肉腫，粘液線維肉腫，毛細血管奇形(苺状血管腫)，静脈奇形(海綿状血管腫)，glomus 腫瘍，血管平滑筋腫，血管肉腫(Stewart-Treves 症候群)，神経線維腫，神経鞘腫である．

はじめに

　本稿では，四肢に比較的よく見られる「しこり」に相当する病変の病理組織像を概説する．「しこり」を，皮表の変化に乏しい結節状の病変の総称と捉えると，いわゆる軟部腫瘍のみならず一部上皮性腫瘍や炎症性疾患も含んでいると考えられる．私に与えられたスペースには限りがあるため，本稿では，「しこり」を呈する比較的よくみる疾患，重要な疾患の診断の決め手のみに触れることにし，各疾患の臨床像や病理組織像の詳細および稀な悪性腫瘍などについては，各論の記述に譲ることとする．

炎症性疾患および代謝異常症

1．肥厚性瘢痕・ケロイド(図 1)

　肥厚性瘢痕では，渦巻き状に種々の方向に走る膠原線維の増加により隆起性病変が形成される．それに加えてケロイドでは，強い好酸性の太い集塊状の膠原線維である keloidal collagen を混じる．両者の鑑別には，臨床像が重要である．

2．痛風結節およびリウマチ結節(図 2)

　いずれの疾患も主に皮下脂肪組織内，時に一部真皮に，柵状肉芽腫(ある物質の周囲を組織球が取り囲むような病変)を形成する．尿酸結晶(ホルマリン固定では溶出してしまう)の周囲に柵状肉芽腫を形成するのが痛風結節(図 2-a)，フィブリンの周囲に形成するのがリウマチ結節(図 2-b)である．

3．血栓を伴う静脈(器質化血栓)(図 3)

　筋性血管内に赤血球の集簇があり，そのなかに

＊　Shinichi ANSAI，〒211-8533　川崎市中原区小杉町 1-383　日本医科大学武蔵小杉病院皮膚科

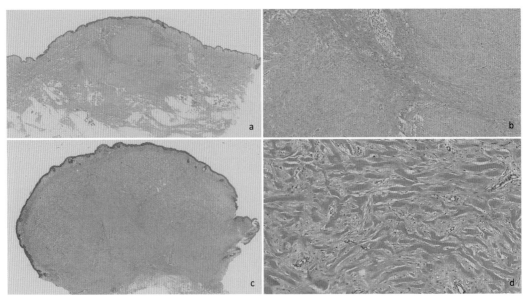

図 1. 肥厚性瘢痕・ケロイド

肥厚性瘢痕は，隆起性の病変で(a)，渦巻き状に種々の方向に走る膠原線維の増加がみられる(b)．ケロイドは，隆起性病変で(c)，肥厚性瘢痕の所見に加えて，強い好酸性の太い集塊状の膠原線維である keloidal collagen を混じている(d)．

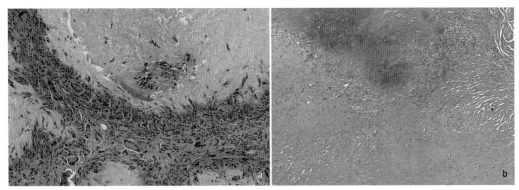

図 2. 痛風結節およびリウマチ結節

痛風結節では，両染性の細線維状構造(尿酸結晶が抜けた後)の周囲に組織球浸潤がみられる(a)．リウマトイド結節では，両染性のフィブリンの周囲に組織球浸潤がみられる(b)．

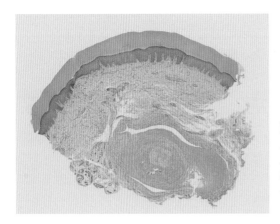

図 3.
血栓を伴う静脈(器質化血栓)
皮下の筋性血管内に赤血球の集簇があり，その中に線維芽細胞の増生と膠原線維の増加がみられる(器質化した血栓)．

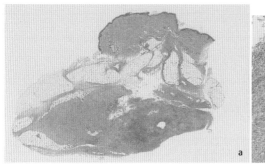
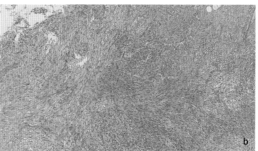

図 4. 結節性筋膜炎
境界が比較的不明瞭な皮下の病変で(a)，紡錘形の核を持つ大型の線維芽細胞や
血管の増加，種々の程度のムチンの貯留と膠原線維の増加で構成されている(b)．

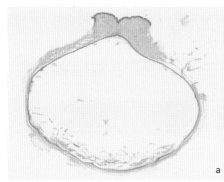

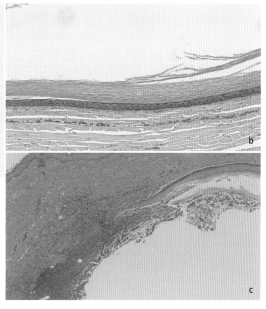

図 5.
毛包囊腫，漏斗部型
真皮内に囊腫があり(a)．毛包漏斗部に類
似した壁で構成されている(b)．壁が断裂
すると，化膿性肉芽腫性炎症(＊)を伴う
(c)．

線維芽細胞の増生と膠原線維の増加がみられる
(器質化した血栓)ことが診断の決め手となる．時
に二次的に血管内乳頭状内皮細胞過形成を伴うこ
とがある．

4. 結節性筋膜炎(図4)

紡錘形の核を持つ大型の線維芽細胞や血管の増
加，種々の程度のムチンの貯留と膠原線維の増加
で構成されている結節状の病変である．境界が比
較的不明瞭な皮下あるいは筋膜，時に横紋筋内に
みられる．主に線維芽細胞および筋線維芽細胞で
構成され，しばしば核分裂像がみられるが，核異
型性に乏しい．時に，少数のリンパ球浸潤と担鉄
細胞や泡沫細胞，破骨型多核巨細胞などの組織球
成分を伴う．また，しばしば，赤血球の血管外漏
出を伴う．増加している紡錘形細胞は，α-smooth

muscle actin 陽性であるが，desmin は陰性であ
る．

囊腫あるいは偽囊腫

囊腫とは，上皮細胞よりなる壁と内容物で構成
される疾患である．偽囊腫は，上皮性の壁構造が
ないものを言う．

1. 毛包囊腫，漏斗部型(表皮囊腫，粉瘤)(図5)

毛包漏斗部あるいは表皮に類似する顆粒細胞層
をもつ重層扁平上皮の壁と層状の角質からなる内
容で構成される．壁が断裂すると，肉芽腫性炎症
を伴う．時に化膿性炎症を伴うこともある．

2. HPV 関連類表皮囊腫

足底，時に手掌に生じる皮内腫瘍である．囊腫
壁は表皮に類似した重層扁平上皮であるが，壁を

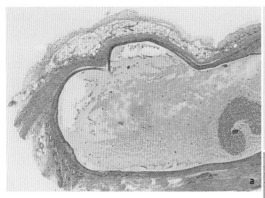

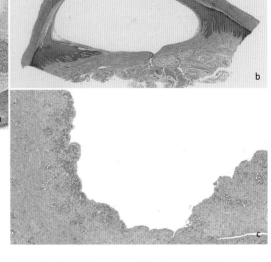

図 6.
指趾粘液嚢腫およびガングリオン，滑液包炎
ガングリオンは，皮下脂肪組織内のムチンの貯留(a)
であり，粘液嚢腫は，真皮内のムチンの貯留(b)であ
る．ガングリオンに類似の病変で，偽嚢腫壁に上皮
様の滑膜被覆細胞がみられ偽嚢腫壁に上皮様の滑
膜被覆細胞がみられるのが，滑液包炎である(c).

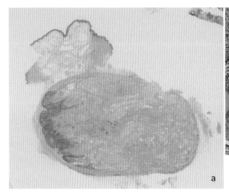

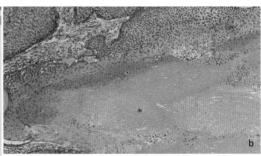

図 7. 毛母腫(石灰化上皮腫)
皮下に生じた結節状の病変で(a)，毛母細胞様細胞
が移行細胞を経て陰影細胞(*)となっている(b).

構成する角化細胞の細胞質内に両染性の封入体が
みられることがある．中には層状の角質を入れる
が，内容の角質細胞に空胞をみることが多い．汗
管に HPV(主に 57，60)が感染して生じると考え
られている．この疾患も壁が断裂すると化膿性肉
芽腫性炎症を伴う．

3．指趾粘液嚢腫およびガングリオン，滑液包炎(図 6)

皮下脂肪組織内(ガングリオン：図 6-a)あるい
は真皮内(粘液嚢腫：図 6-b)のムチンの貯留とそ
の周囲の線維化した肉芽組織が決め手である．ガ
ングリオンとほぼ同様の構築を示すが，偽嚢腫壁
に上皮様の滑膜被覆細胞がみられ，周辺の線維性
結合組織に毛細血管が集簇して増加すると滑液包
炎の診断になる(図 6-c).

上皮性腫瘍

1．毛母腫(石灰化上皮腫)(図 7)

赤く淡染し，核の部分が空胞状を示す角化細胞
(陰影細胞)の結節状増加が診断の決め手となる．
真皮あるいは皮下脂肪組織に，周囲との境界が比
較的明瞭な結節を形成する．病変内およびその周
囲には，肉芽腫性炎症と膠原線維の増加を伴う．
時に化膿性炎症を併発することもある．小型の核
を持ち細胞質の乏しい毛母細胞様細胞と陰影細胞
で構成されており，しばしば陰影細胞に石灰沈着
を伴う．両細胞間には移行細胞(上毛母細胞様細
胞)もみられる．毛母細胞様細胞にはしばしば核
分裂像が見られる．病変内に重層扁平上皮がみら
れることもあり，時としてこれが目立つと毛包漏
斗部嚢腫(表皮嚢腫)様の病変を形成することがあ

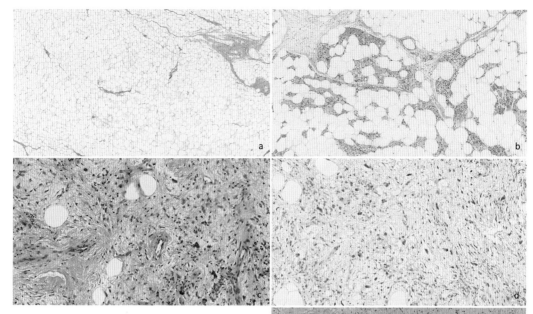

図 8.
脂肪腫および類縁疾患
脂肪腫では，成熟脂肪細胞が，正常より大きな脂肪小葉を形成している(a)．血管脂肪腫は，成熟脂肪細胞と壁の薄い血管で構成される結節状の病変である(b)．異型脂肪腫様腫瘍では，増加した膠原線維の間に大小不同な成熟脂肪細胞に類似した細胞とCDK4陽性(d)の核異型性のある細胞が増加している(c)．粘液型脂肪肉腫では，円形ないし卵円形の軽度異型性のある核を持つ間葉系細胞とが，粘液腫様の間質とChicken-wireと呼ばれる分枝状の特徴的な血管の増生を伴って増加している(e)．

る．その場合，囊腫内容に陰影細胞が含まれる．

皮膚軟部腫瘍および類縁疾患

1．脂肪腫および類縁疾患

A．脂肪腫(図 8-a)

成熟脂肪細胞に分化した腫瘍細胞の良性腫瘍である．種々の間質の変化を伴うことがある．成熟脂肪細胞が，正常より大きな脂肪小葉を形成することが診断の決め手となる．皮下の結節状病変のことが多く，周囲正常組織とは境界明瞭なことが多いが，時にその境界が不明瞭なことがある．筋膜下や横紋筋内に病変が存在することもある．骨形成(骨脂肪腫)，軟骨形成(軟骨脂肪腫)，膠原線維の増加(線維脂肪腫)，ムチン(粘液)の貯留(粘液脂肪腫)といった，種々の間質の変化を伴う場合がある．

B．血管脂肪腫(図 8-b)

多発性有痛性の皮下腫瘍のことが多い．成熟脂肪細胞と壁の薄い血管で構成される結節状の病変である．時に血管内にフィブリン血栓がみられる．

C．異型脂肪腫様腫瘍(図 8-c, d)

成熟脂肪細胞に類似するが，大きさが不揃いである細胞と，核異型性のある細胞質内に単房あるいは多房性の空胞を持つ脂肪芽細胞，そして脂肪芽細胞に類似するが，細胞質内に空胞を持たない，異型的な濃染核をもつ間質細胞が種々の割合で混在して増加する．脂肪腫様の病変では，細胞の大きさが不揃いである成熟脂肪細胞に類似した細胞が主体で，核異型性のある脂肪芽細胞が散在性に分布する．硬化型は，増加した膠原線維の間に大小不同な成熟脂肪細胞に類似した細胞と核異型性のある脂肪芽細胞が分布する．免疫組織化学染色では，*MDM2*や*CDK4*が陽性となる

D．脂肪肉腫

異型脂肪腫様腫瘍から進展する脱分化型，粘液型，多形型に分類される．

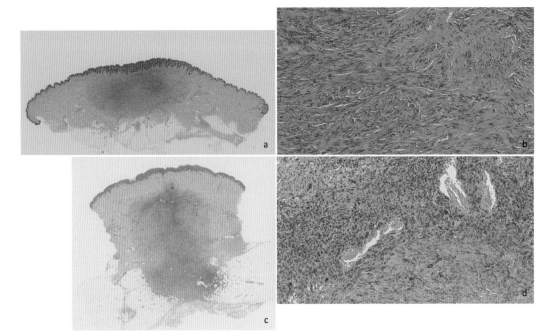

図 9. 皮膚線維腫

真皮の結節状の病変で, 病変境界は不明瞭である(a). 病変の被覆表皮は, 表皮稜の延長や角質の肥厚で厚くなっている(a). 病変は, 主に紡錘形の核を持つ線維芽細胞で構成されている(b). 亜型である動脈瘤様線維性組織球腫では, 真皮から皮下脂肪組織にかけての結節状病変で(c), 病変内に血液で満たされた空隙と多数の担鉄細胞がみられる(d). また, 線維芽細胞様細胞の密度が高く, 富細胞型と診断することも可能である(d).

脱分化型は, 異型脂肪腫様腫瘍に連続して, 未分化な多形細胞肉腫が形成される.

粘液型は, 円形ないし卵円形の異型性のある核を持つ間葉系細胞と, 種々の程度の同じく核異型性のある印環細胞様の脂肪芽細胞が, 粘液腫様の間質と分枝状の特徴的な血管(Chicken-wire と呼ばれる)の増生を伴って増加する悪性腫瘍である(図 8-e). ほとんどの例で, *FUS-DDIT3* fusion 遺伝子がみられる.

多形型は, 著明な異型性を伴う多形な核を持つ間葉系細胞の増殖した病変内に, 同じく異型性のある核を持つ脂肪芽細胞を伴う. 腫瘍細胞の多くは, 紡錘形に近い核の形態を持ち, 束状に配列することが多く, その中に奇怪な核を持つ細胞や多核巨細胞が混在する. 核異型性のある脂肪芽細胞は種々の割合で含まれている. 種々の程度に腫瘍の壊死像を伴う. *TP53* および *NF1* の変異がみられるが, *MDM2/HMGA2/CDK4* の増幅はみられない.

2. 線維性および線維組織球性腫瘍

A. 皮膚線維腫(図 9)

主に真皮で, 紡錘形の核を持つ線維芽細胞と泡沫細胞や担鉄細胞, メラノファージなどの組織球成分が結節状に増生し, 太い膠原線維の増加を伴うことが診断の決め手となる. 病変境界は不明瞭で, しばしば, たこ足状と言われるように側方の病変境界はギザギザしている. 多くの場合, 病変の被覆あるいは周辺表皮は, 表皮稜の延長や角質の肥厚で厚くなり, 表皮下層の角化細胞内にはメラニン顆粒の増加を伴う(図 9-a, b).

線維芽細胞様細胞が密に増殖する富細胞型(図 9-c, d), 真皮下層から皮下脂肪組織に病変の主座がある深在型, 多数の小血管の増生と担鉄細胞の浸潤がみられる血管腫様, 病変内に血液で満たされた空隙と多数の担鉄細胞がみられる動脈瘤様(図 9-c, d), 泡沫細胞や Touton 型多核巨細胞を伴う Lipidized, 病変部の真皮が周辺正常部より菲薄化する萎縮型(atrophic)などの亜型が知られている. これらの亜型は, 通常型の病変を含めて,

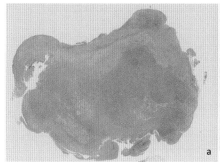
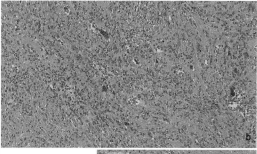

図 10.
腱鞘巨細胞腫
皮下の境界明瞭な結節状の病変(a)で，異型性のない組織球様細胞の増加に破骨細胞様巨細胞が混在する(b)．泡沫細胞が混在することもある(c)．

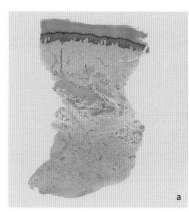
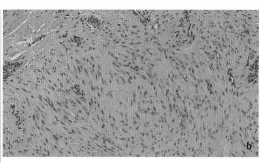

図 11.
表在性線維腫症
皮下に結節状の病変があり(a)，長い紡錘形の核を持つ線維芽細胞様細胞で構成され，細胞間に膠原線維の増加を伴う(b)．

種々の程度に複数のものが合併することがある．

B．腱鞘巨細胞腫(Giant cell synovioma, Tenosynovial giant cell tumor, localized type)(図 10)

核異型性のない類円形の核を持つ組織球様細胞の増加に破骨細胞様巨細胞が混在することが診断の決め手となる．皮下に境界明瞭な多房性結節状の病変を形成し，少なくとも一部では被膜を有することが多い．細胞密度は症例によって種々である．泡沫細胞や担鉄細胞を混じることもあり，稀に骨あるいは軟骨形成を伴うことがある．病変を構成する腫瘍細胞は，*CD68* や *NK1/C3* が陽性，ときに α-smooth muscle actin や desmin が陽性になることもある．

C．表在性線維腫症(superficial fibromatosis)(図 11)

手掌(Dupuytren 拘縮)，足底(Ledderhose 病)，陰茎(Peyronie 病)に発生するが，手掌発生例が最も多い．筋膜あるいは腱膜から生じる線維芽細胞の増殖性疾患で，浸潤性病変を形成し，しばしば再発する．皮下脂肪組織から腱膜にかけての長い紡錘形の核を持つ線維芽細胞の著明な増殖と膠原線維の束状増加が診断の決め手である．腫瘍細胞密度は線維肉腫ほど高くない．時に少数の核分裂像が見られる．陳旧化すると膠原線維の増加がより目立つようになる．病変を構成する細胞は，actin が陽性．50％程度の例で β-catenin が核に陽性である．

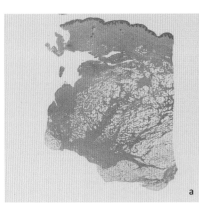
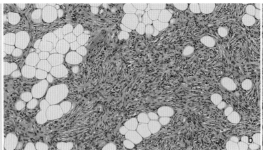
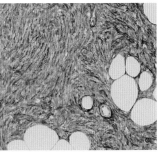

図 12.
隆起性皮膚線維肉腫
真皮から皮下脂肪組織にかけてびまん性に病変が広がり，脂肪組織内
では小葉内にびまん性に進展し，いわゆる蜂巣状構造を伴っている
（a）．腫瘍細胞は，比較的核異型性に乏しい紡錘形の核を持つ細胞（b）
で，CD34 陽性である（c）．

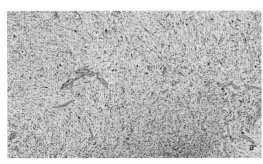
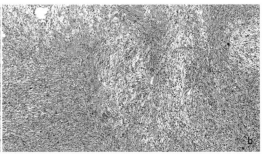

図 13. 粘液線維肉腫
比較的細胞密度の低い低悪性度（a）と細胞密度の高い高悪性度（b）．それぞれ，特徴的な
曲線状の血管を伴い，異型性の強い核を持つ間葉系細胞が，ムチン（粘液）の貯留を背景
に増加している．

D．隆起性皮膚線維肉腫（図 12）

比較的核異型性に乏しい紡錘形の核を持つ細胞
が，真皮から皮下脂肪組織にびまん性に浸潤増殖
し，原則的に太い膠原線維を伴わないことが，診
断の決め手である．特に脂肪組織内ではいわゆる
蜂巣状構造を伴う．一般に病変の境界は不明瞭で
ある．しばしば，花むしろ状あるいは車軸状構造
を伴う．核分裂像は稀である．10％程度で，線維
肉腫様変化がみられる．これは，病変の一部に杉
綾模様あるいは束状の腫瘍細胞の増加がみられる
もので，その部位では細胞密度も上昇する．腫瘍
細胞の核異型性や核分裂像も増加する．免疫組織
化学染色では，腫瘍細胞でびまん性に CD34 が陽
性になる．線維肉腫性変化をきたすと陰性になる
ことが多い．17 番染色体と 22 番染色体の相互転
座が起こり，COL1A1-PDGFB の融合遺伝子が形
成されている．これを証明することにより，診断
を確定できる．粘液産生の著明な例，色素細胞様

細胞の増加を伴う例（Bednar 腫瘍），myoid，
granular cell，sclerosing，atrophic variant が知
られている．

E．粘液線維肉腫（図 13）

皮下脂肪組織に好発する．粘液基質を背景とし
た，核異型性を伴う紡錘形細胞の結節状の増加で
ある．しばしば，特徴的な曲線状の血管を伴う．
細胞密度が乏しく，異型性の比較的少ない低悪性
度病変と，細胞密度が高く，中等度から高度の異
型性を伴う高悪性度病変がある．

3．血管腫および周皮細胞腫瘍

A．毛細血管奇形（苺状血管腫）（図 14-a）

増殖期では，真皮から皮下脂肪組織に，均一な
内皮細胞の増殖による分葉構造が見られる．周皮
細胞や，肥満細胞も混在する．この時期では核分
裂像も散見される．この時期では血管腔の形成は
目立たない．次第に分葉構造が明瞭となり，細胞
密度は低下する．血管腔が次第に目立つようにな

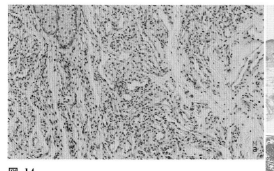
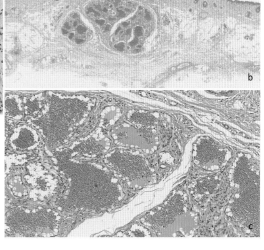

図 14.
a：毛細血管奇形(苺状血管腫)．均一な内皮細胞の
　増殖がみられる．
b，c：静脈奇形(海綿状血管腫)．真皮から皮下脂
　肪組織にかけての境界明瞭な結節状の病変を形
　成し(b)，不規則に拡張した壁の薄い血管が集簇
　して，周囲に膠原線維の増加を伴う(c)．

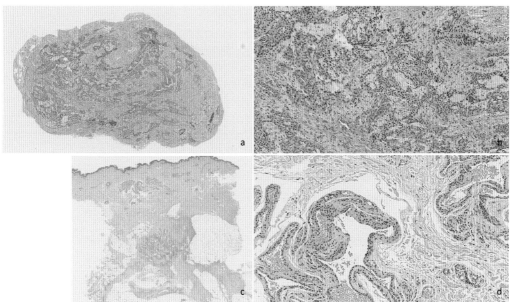

図 15. Glomus 腫瘍
充実型では，被膜のない病変で(a)，円形あるいは立方体の明るい好酸性あるいは両染
性の細胞質を持ち，円形の核を細胞の中心に持つ，glomus 細胞がシート状に増加し，
間質のムチンの貯留がみられる(b)．Glomus 静脈奇形では，境界がやや不明瞭な病変
で(c)，大きな拡張した血管腔の周囲を glomus 細胞が取り囲むように配列している(d)．

り，後期では，拡張した血管腔が多数みられる．
退縮期では，線維化が目立つようになり，血管の
数は減少する．

　B．静脈奇形(海綿状血管腫)(図 14-b，c)
　真皮から皮下脂肪組織にかけて境界明瞭な結節
状の病変を形成し，不規則に拡張した壁の薄い血
管が集簇して，周囲に膠原線維の増加を伴うこと
が診断の決め手となる．脈管腔内には，多数の赤

血球を伴う．しばしば，血栓や出血，それに伴う
器質化がみられることがある．

　C．Glomus 腫瘍(図 15)
　Glomus 装置にある，円形あるいは立方体の明
るい好酸性あるいは両染性の細胞質を持ち，円形
の核を細胞の中心に持ついわゆる glomus 細胞の
増加が決め手となる．Glomus 細胞は，α-smooth
muscle actin が陽性である．

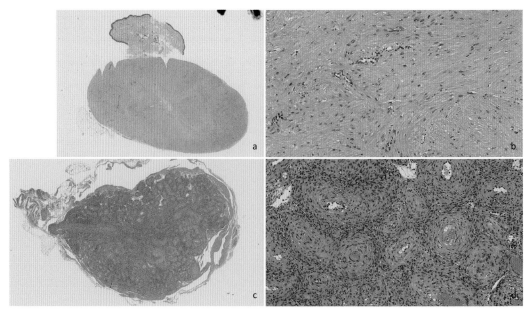

図 16. 血管平滑筋腫

皮下の境界明瞭な結節状の病変で(a)，平滑筋束が種々の方向に配列し，増加する．血管の増
加を伴う．間質には平滑筋の他に膠原線維の増加も伴う(b)．筋周皮腫は，皮下の境界明瞭な
結節状病変で(c)，異型性のない卵円形あるいは短紡錘形の好酸性あるいは両染性の細胞質を
もつ細胞で構成され，腫瘍細胞が，血管周囲に渦巻き状あるいは同心円状に配列する(d)．

以下の3型に分類されている．

充実型(図15-b)は，比較的境界明瞭であるが，被膜はない．Glomus細胞がシート状に増加し，間質の硝子化やムチンの貯留がみられる．小型の血管腔の増加も見られる．Glomus静脈奇形(図15-c)は，病変境界はあまり明瞭でないことが多い．大きな拡張した血管腔の周囲をglomus細胞が取り囲むように配列する．その数は充実型に比べて少ない．Glomus血管筋腫は，充実型あるいはglomus血管腫内に成熟した平滑筋細胞への分化像がみられるもので，稀である．

D．血管平滑筋腫(図16-a, b)

血管の増加とともに，平滑筋の増加により，主に皮下，稀に真皮に，被膜状の線維性組織を伴う境界明瞭な結節を形成することが診断の決め手となる．間質には膠原線維の増加も伴う．充実型，海綿型，静脈型の3型があるが，ほとんどは充実型である．充実型では，細隙状の血管腔の周囲に同心円状に平滑筋束が増生し，血管から離れるに従い緩やかな束状となる．時に間質の硝子化，石灰沈着，ムチン(粘液)の貯留がみられる．EVG染色では，腫瘍細胞が黄色に染色される．また，α-smooth muscle actinやdesminが陽性になる．

類縁疾患として，筋周皮腫がある(図16-c, d)．主に中高年の四肢末梢に発生する腫瘍である．皮下の境界明瞭な結節状病変で，異型性のない卵円形あるいは短紡錘形の好酸性あるいは両染性の細胞質を持つ細胞で構成され，腫瘍細胞が，血管周囲に渦巻き状あるいは同心円状に配列することが特徴である．種々の程度の血管周皮腫様配列がある．腫瘍細胞は，α-smooth muscle actinやh-caldesmon陽性であるが，desminは陰性である．

E．血管肉腫(Stewart-Treves症候群)

基本的には真皮から皮下脂肪組織にかけて境界不明瞭な病変を形成し，核異型性のある脈管内皮細胞が不規則な血管腔を形成して，出血を伴う．時に腫瘍細胞は結節状の増加を示す．

4．末梢神経腫瘍(図17)

A．神経線維腫(図17-a, b)

線維粘液状の基質を背景とした紡錘形細胞の単調な増加が診断の決め手となる．それらの細胞には，シュワン細胞，神経周膜細胞，線維芽細胞に分化した細胞が含まれている．その全体構築から，隆起性病変で，比較的境界明瞭な結節状の病変を形成する皮膚限局型，真皮から皮下脂肪組織にかけて，境界不明瞭な大型の病変を形成する皮

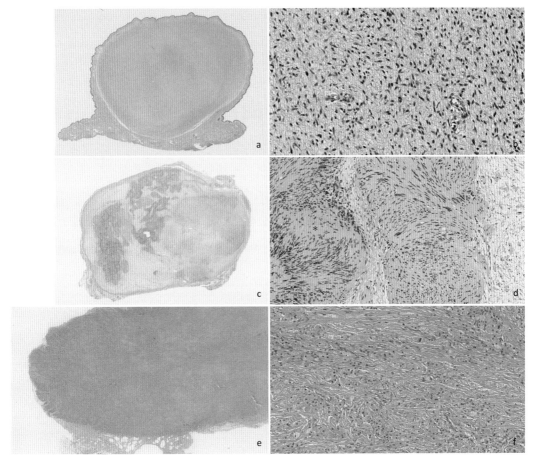

図 17. 末梢神経腫瘍

a，b：皮膚限局型の神経線維腫．隆起性の皮膚腫瘍で(a)，線維粘液状の基質を背景とした紡錘形細胞の単調な増加がみられる(b).

c，d：皮下に生じた神経鞘腫．線維性被膜に囲まれた境界明瞭な結節状の病変で(c)，腫瘍細胞の核の柵状配列がみられ，無核領域を取り囲むように配列する Verocay 小体(＊)を伴うシュワン細胞の増加によって構成されている(d).

e，f：顆粒細胞腫．皮下脂肪組織内の結節状の病変(e)で，特徴的な顆粒状の豊富な細胞質をもつ腫瘍細胞で構成されている(f).

膚びまん型，末梢神経内で浸潤性に腫瘍が増大し，神経は紡錘形に腫大する神経内限局型，皮下で大小の結節を形成する蔓状(叢状)型などが知られている．免疫組織化学染色では，病変を構成する腫瘍細胞は，S-100 蛋白陽性のものが多く，CD34 で陽性に染色されるものもある.

B．神経鞘腫(図 17-c, d)

真皮あるいは皮下脂肪組織内の，境界明瞭な線維性被膜を有する腫瘍で，腫瘍細胞の核の柵状配列がみられ，無核領域を取り囲むように配列する Verocay 小体を伴うシュワン細胞の増加によって構成される腫瘍である．紡錘形のシュワン細胞が密に増殖する領域(Antoni A 領域)と粘液状基質

に富み，シュワン細胞が疎に分布する領域(Antoni B 領域)が種々の割合で混在する．免疫組織化学染色では，S-100 蛋白や SOX10 がびまん性に陽性になることが特徴である.

C．顆粒細胞腫(図 17-e, f)

真皮あるいは，皮下脂肪組織内の境界不明瞭な結節状の病変で，特徴的な顆粒状の豊富な細胞質をもつ，S-100 蛋白，CD68，PAS 染色陽性の大型細胞の増加で構成される.

D．外傷性神経腫

切断された末梢神経の反応性増殖性変化であり，線維化した肉芽組織あるいは瘢痕内に，ほぼ正常の形態を持つ末梢神経が不規則に増加する.

PEPARS No.181：20-33, 2022

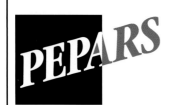

◆特集／まずはここから！四肢のしこり診療ガイド

Ⅱ. 各 論
脈管奇形，血管性腫瘍

佐々木雄輝[*1]　石川耕資[*2]　佐々木 了[*3]

Key Words：四肢(limbs)，血管腫(hemangioma)，脈管奇形(vascular malformation)，軟部腫瘍(soft tissue tumor)，肉腫(sarcoma)

Abstract 「四肢のしこり」を診療する際に，皮膚・軟部腫瘍との鑑別として知っておかなければならないのが脈管異常である．脈管異常とは脈管奇形と血管性腫瘍の総称で，その病態から両者は厳密に区別される．脈管異常には特徴的な経過，臨床症状を示すものも多く，その疾患的特徴を把握しておくことは形成外科医にとって重要である．本稿では「四肢のしこり」として自覚され得る脈管異常として，静脈奇形，動静脈奇形，リンパ管奇形，fibro adipose vascular anomaly，乳児血管腫，血管肉腫を挙げ，それぞれについて臨床症状，診断，治療の3点から解説し，実際の症例提示を交えて記述した．脈管異常は良性疾患が多いが，進行性，難治性で患者のADLやQOLを著しく損なうものや，血管肉腫のような悪性疾患も存在する．むやみに「血管腫疑い」として経過観察するのではなく，適切な診断を心がけ，必要に応じて画像検査や生検，専門機関への紹介を考慮すべきである．

はじめに

　血管性病変は一般的に「血管腫」と総称されることが多く，診断や治療において混乱を招くことも少なくない．そこで，国際血管腫血管奇形学会(International Society for the Study of Vascular Anomalies；ISSVA)が作成したISSVA分類では，脈管異常を，① 脈管が異常な吻合や構造をもつ「脈管奇形(vascular malformations)」と，② 血管の内皮細胞が腫瘍性あるいは過形成の性格をもつ「血管性腫瘍(vascular tumors)」に大別している(表1)[1]．本稿では「四肢のしこり」として自覚され得る脈管奇形および血管性腫瘍の診断および治療について言及する．

*1 Yuki SASAKI，〒060-8638 札幌市北区北15条西7丁目 北海道大学大学院医学研究院形成外科学教室
*2 Kosuke ISHIKAWA，同，助教
*3 Satoru SASAKI，〒060-0004 札幌市中央区北4条西7丁目3-8 国家公務員共済組合連合会斗南病院形成外科/血管腫・脈管奇形センター，診療部長

画像診断

　脈管異常の診断において重要なのは臨床経過，症状，そして画像検査である．特に有用なのはエコーとMRIであり，この2つが画像診断の柱となる．また，画像診断上で脈管奇形や血管性腫瘍と紛らわしい悪性腫瘍も稀に存在する．臨床所見や経過などから迷うような症例は，生検による病理診断を行うべきである．

1．エコー

　エコーは簡便，非侵襲的，即時性という利点を有しており，画像検査の中で最初に行われることが多い．病変の大きさ，性状(充実性/嚢胞状)，局在(表在性/深在性)，周囲組織との位置関係，血流の有無と方向性，流速の多寡，脈波の検出など，モードを使い分けることで様々な情報を得ることができる．特に表在性病変に有効で，深部病変や空気・骨などが介在する病変では描出が困難なことがある．また，診断のみならず，硬化療法時のモニターとしても使用でき，穿刺時のガイドおよび硬化剤の広がりの観察にも有用である．

表 1. ISSVA 分類(参考文献 1 より一部改変)

脈管異常(vascular anomlies)			
血管性腫瘍 (vascular tumors)	脈管奇形 (vascular malformations)		未分類 (provisinally unclassified vascular anomalies)
良性(benign) 乳児血管腫(infantile hemangioma;IH) など	単純型 (simple)	混合型 (combined)	
境界型 (locally aggressive or borderline)	毛細血管奇形 (capillary malformations;CM) リンパ管奇形 (lymphatic malformations;LM) 静脈奇形 (venous malformations;VM) 動静脈奇形 (arteriovenous malformations;AVM)	CVM CLM LVM CLVM CAVM CLAVM など	fibro adipose vascular anomaly (FAVA)など
悪性(malignant) 血管肉腫(angiosarcoma)など	動静脈瘻 (arteriovenous fistula;AVF)		

2.CT

　CT は短時間で広範囲を撮像することができるが,脈管異常においてはその組織コントラストの低さから優先度は低い.病変の局在や,造影による血管成分の多寡についての情報が得られるのみである.ただし,三次元化 CT 血管造影(3DCTA)は血管描出に優れており,動静脈奇形(arteriovenous malformation;AVM)や静脈奇形(venous malformation;VM)における異常血管と周囲組織の位置関係を可視化でき,治療における有用性も高い.

3.MRI

　T1 強調画像(T1WI),T2 強調画像(T2WI),脂肪抑制法,FLAIR 法,dynamic 法といった多様な画像処理方法と優れた組織分解能により高い診断精度を持つ,脈管異常における必須の検査である.病変の性状や局在,周囲の重要な血管や神経との位置関係を詳細に把握することができる.脈管異常全般に共通する特徴として,T1WI で低〜中等度信号,T2WI で高信号を呈する.皮下脂肪織内の病変では脂肪抑制法を用いることでより病変が明瞭となる.リンパ管奇形(lymphatic malformation;LM)などの経過観察であれば単純 MRI で十分だが,血管性腫瘍や VM においては可能であれば造影剤を用いた方が,血流動態や内部の血管成分の詳細な情報が得られるため,より有益である.MRI 血管造影(MRA)は 3DCTA と同様にその立体構造の把握に役立つが,微細な血管構築を正確に把握するにはいまだ不十分である.また,骨や筋組織などとの関係は 3DCTA の方がより明瞭である.

4.血管造影

　高流速病変の診断に有用であるが,エコー・CT・MRI 等の発展によりその必要性は低くなってきている.デジタルサブトラクション血管造影(DSA)は AVM の診断と術前評価に価値が高い.

治　療

　脈管異常の治療においては,硬化療法と切除術が大きな柱となる.その他,乳児血管腫(infantile hemangioma;IH)に対する薬物療法(プロプラノロール内服),AVM に対する塞栓術など,それぞれの疾患特有の治療法が存在する.

1.保存的治療

　四肢においては弾性ストッキングなどを用いた圧迫療法も重要な治療法である.管腔を物理的に潰すことで,血液のうっ滞や shunt 量を減少させることができ,症状の改善や病状の抑制に有利に働く場合がある.その他,疼痛に対する鎮痛薬や血栓形成に対する抗血栓薬などの薬物療法も必要に応じて行う.

2.硬化療法

　病変内に硬化剤を注入することで,異常脈管を閉塞し病変を縮小させる治療法である.VM や LM などの低流速・嚢胞状病変に対して有効率が高い.皮膚に瘢痕を残すリスクが低く,低侵襲な

治療が可能である．ただし，治療が複数回にわたり，完治に至らせることが難しい場合もあることに留意しなければならない．硬化剤には無水エタノール[2]，ポリドカノール[3]，モノエタノールアミンオレイン酸塩，OK-432（ピシバニール®）などがあり，症例ごとに最適なものを選択する．エコーや血管造影によるモニタリング下に，1回注入量と総注入量に注意しながら十分な注入間隔を空けて投与する．疼痛，発赤，潰瘍化，壊死，アレルギー，神経障害，肺塞栓症，ヘモグロビン尿といった硬化剤による合併症や，使用する硬化剤の特性について熟知しておく必要がある．

3．切除術

特に限局性病変において有用な選択肢である．必要に応じてターニケットによる術中の出血コントロールを行う．巨大な病変の場合には，組織移植による再建術が必要となることもある．四肢の場合，整容性よりも機能性が重視されることが多く，完全切除が難しい症例も存在する．そのような場合は部分切除に留め，硬化療法など他の治療法を組み合わせる場合もある．部分切除では術中・術後の出血やリンパ漏，神経麻痺，術後の再増大などのリスクに注意が必要である．

各　論

1．静脈奇形（venous malformation；VM）

VM は胎生期における脈管形成の過程で，拡張した静脈類似の血管腔が皮下や筋肉内などに増生する血液貯留性病変である．脈管奇形の中で最も頻度が高く，全身のどの部位・臓器にも発生し得る[4]．境界明瞭な孤発性のものから，びまん性・浸潤性のものまで存在する．疼痛，出血，変色，醜状変形，機能障害などの臨床症状をきたし[5]，経時的に大きさや症状が変化する．疼痛のリスク要因として，四肢・体幹の病変，深部発生（筋肉・腱・骨），サイズ（5 cm 以上），年齢（7 歳以上）などが知られており[6]，その原因としては血管拡張刺激，血液うっ滞，静脈石刺激，血栓性静脈炎などが考えられる．表在性病変は青色～紫色を呈する

ことが多いが，深部病変では正常色を示すこともある．通常，弾性軟な皮下腫瘤として触知され，下垂や駆血により病変は腫脹し，挙上や圧迫により縮小することが多いが，血液流路の狭い病変では弾性硬で圧縮変化を認めなかったり，筋肉内の病変や静脈石を形成している場合には硬い腫瘤として触知したりすることもある．

エコーでは蜂巣状や囊胞状など様々な形態の不均一な無～低エコー領域を示す．病変内に静脈石を認めることがある．静脈石の表面は高エコーとなり，その深部に音響陰影（acoustic shadow）を伴う．カラードップラーでは低流速の血流を認めることが多いが，非常に血流が遅い場合や血栓を形成している場合などには血流を認めないこともある．また，エコープローブで病変を圧迫することにより，貯留する血液の動きや病変の退縮を観察できることが多い．パルスドップラーでは一相性の低流速の波形を呈する．MRI では T1WI で低～中等度信号，T2WI で高信号を呈し，造影すると dynamic 画像で多様かつ進行性に濃染されることが多いが，流速が遅い場合や血栓・静脈石がある場合には造影効果が全体に広がらないこともある．脂肪抑制 T1WI では濃淡を伴う腫瘤として認められる．血液検査ではしばしば D-dimer の上昇を認める．特に巨大な病変や多発性病変の場合，奇形血管内での凝固因子大量消費による凝固系異常（localized intravascular coagulopathy；LIC）を認めることがあり，手術などの侵襲によって凝固異常が悪化し重篤な出血に繋がる恐れがあるため注意が必要である[7][8]．単純 X 線撮影は静脈石や骨病変の確認に役立つ場合がある．

治療はその有効性の高さと侵襲の低さから，硬化療法が第一選択である．ただし，血栓や静脈石が内腔を占めている病変，内腔が細かく蜂巣状の病変，筋肉内病変を有する症例，関節をまたぐような広範囲病変，流速の比較的早い病変，手術既往のある病変などでは治療効果の乏しい場合もある[9]．手指の病変は硬化剤が血管外に漏出した場合や末梢に硬化剤が流出した場合に神経障害や壊

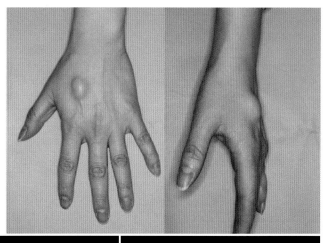

図 1.
症例 1：VM 症例
　a：左手背に圧迫で容易に消退する弾性軟の皮下腫瘤を認めた.
　b：MRI T1WI で筋肉と等信号
　c：MRI T2WI で高信号
　d：MRI ガドリニウム造影 T1WI で全体が増強
　e：硬化療法後 3 か月. 病変の著明な縮小を認める.

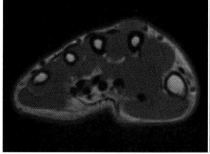
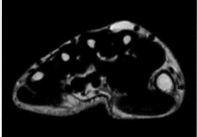
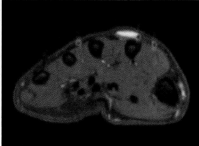

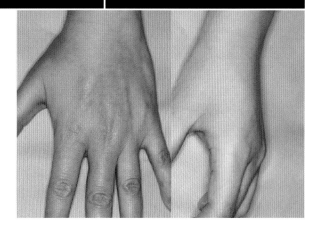

死をきたす可能性があるため, 末梢側を駆血したり, 硬化剤にインドシアニングリーンを混和させて赤外観察カメラシステムで観察する蛍光造影法をエコーに併用することで, 硬化剤の流れを可視化するなどの工夫を行っている[10]. 手指骨内病変を合併する症例に対しては, 穿刺に骨髄針を用いることで造影剤を混和した硬化剤を直接骨内病変に注入し, X 線透視下に硬化剤の流れを確認している[11]. 限局性病変で術後瘢痕が目立たない部位, 壁が硬く肥厚している症例には切除術もよい適応となる. また, 保存的治療として弾性ストッキングなどを用いた圧迫療法は血液貯留を減少させ, 疼痛緩和や血栓形成の予防に有効である. 抗血小板薬であるアスピリンの低用量経口投与が行われることもあり, 疼痛や腫脹を軽減したという報告[12]はあるが, 十分なエビデンスはない[13]. LIC を認めた場合には, 血栓による疼痛改善や周術期の静脈血栓塞栓症リスク低減のために抗凝固薬である低分子量ヘパリンの皮下注射投与が行われる

ことがある[8)13]. 四肢の場合はリハビリテーションによる ADL 改善も重要である[14].

症例 1：43 歳, 女性（図 1）
　8 年ほど前に左手背のしこりを自覚し, 徐々に増大傾向を認めたため当科を受診した. 左手背に 20 mm 大, 弾性軟, 淡青色に透見される皮下腫瘤を認めた. エコーではプローブによる圧迫で容易に消退する低エコー性の腫瘤を認め, MRI では T1WI で中等度信号, T2WI で高信号, 造影により全体に増強効果を伴っており, VM と診断した. ポリドカノールを用いた硬化療法 1 回により, 病変の著明な縮小を認めた.

2．動静脈奇形（arteriovenous malforma-tion；AVM）

AVM は動脈と静脈が毛細血管を介さずに異常吻合した病変であり，拡張・蛇行した異常血管の増生を伴う血管奇形である．Shunt 血流の増加や血管抵抗の減少に伴い病状が進行し，ADL や QOL を低下させる．Schöbinger の病期分類では，紅斑や皮膚温上昇（第Ⅰ期：静止期）に始まり，拍動や thrill の触知，血管雑音聴取，腫瘤増大（第Ⅱ期：拡張期），疼痛，潰瘍形成，出血，感染，壊死（第Ⅲ期：破壊期），高拍出性心不全（第Ⅳ期：代償不全期）へと進行するとされる[15]．外傷，手術，妊娠や出産といったホルモンバランスの変化などをきっかけに急激に悪化することがあり，動脈性出血により死に至ることもある．第Ⅱ期以降であれば拍動により診断は容易となる．第Ⅲ期には shunt 血流増加による盗血現象と静脈圧上昇（うっ血）が生じ，四肢の場合には手指・足趾の血流障害，難治性潰瘍，骨関節の変形・萎縮による運動障害などの症状を呈することがある．

エコーでは拡張・蛇行した血管腔が無〜低エコー領域として描出される．カラードップラーではモザイク状の速い血流を呈し，パルスドップラーでは拍動性の波形を認める．CTA では流入動脈（feeder）や流出静脈（drainer）が確認できることがある．異常血管の密な集塊や，周囲に多数の拡張血管を認めることもある．MRI では高流速血管が T1WI，T2WI ともに無信号領域となる（flow void）．VM における静脈石も低信号となるため鑑別に注意を要するが，静脈石はエコーや X 線でも確認可能である．CTA や MRA においても動脈相と静脈相を分けることは可能であるが，AVM では動脈相の最中での drainer 描出が特徴的であり，一般に feeder，drainer の区別は侵襲的血管造影により行われる．DSA によって feeder や drainer，およびそれらをつなぐ nidus や AV shunt が明瞭化される．ただし，巨大な AVM では全ての AV shunt を主幹動脈のみからの撮像で見つけることは難しく，細部にわたる超選択的造影が必要となる．

AVM に対する治療には，圧迫などの保存的治療，塞栓術や硬化療法などの血管内治療，外科的治療といった選択肢がある．その適応や時期には一定の見解がなく，病変の部位や大きさ，臨床病期，患者背景などを総合的に判断して，集学的に治療を行っていく必要がある．進行するほど再発しやすく根治は困難となり，四肢の場合は最終的に大切断に至る場合もある．

症例 2：37 歳，女性（図 2）

10 歳頃より右手背から前腕にかけての病変を指摘されていたが，様子をみるように言われたため特に治療を受けていなかった．次第に右手関節の可動域制限が進行したため，当科を受診した．右上肢に巨大な AVM を認め，手関節は拘縮した状態であった．筋肉内には微細な AV shunt を伴っていたものの，大きな AV shunt は大部分が皮下に存在していたため，同部を切除することで病勢のコントロールを図る方針とした．手術前日に放射線科で塞栓術を行い，翌日全身麻酔下に切除術を施行した．術後は壊死や病変の再増大を認めず，CTA で巨大な nidus の消失を確認した．術後 6 年現在，患肢は温存できており，病状の悪化なく経過している．

3．リンパ管奇形（lymphatic malformation；LM）

LM はリンパ管の形成不全であり，拡張したリンパ管が増生し，病変の内部はリンパ液で充満している[16]．多くは先天性で主に小児に発生するが，稀に成人発症例も存在する．嚢胞が大きいものを macrocystic type，極めて小さいものを microcystic type と分類するが，その分類に厳密な基準はなく，また両者の混合型も多い．Macrocystic LM は頚部や腋窩などに好発する．外観は薄青色ないし正常色の腫瘤で，VM との区別が困難なこともある．触診上は VM よりもやや硬く，圧迫や挙上で消退しない．嚢胞内出血による急速増大や感染による発熱をきたし易い．慢性的に炎症を繰り返す病変では，内部の血液成分の増加や

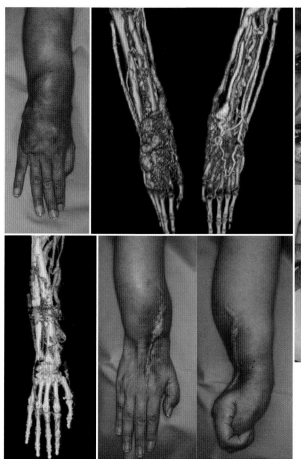

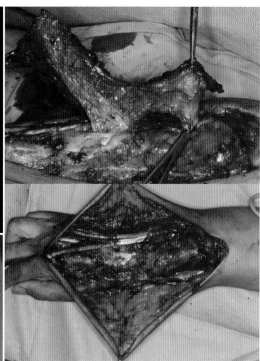

図 2.
症例 2：AVM 症例
　a：右手背から前腕にかけての病変と手関節の拘
　　縮を認めた.
　b：術前 CTA. 手関節部を中心に巨大な AVM を
　　認めた.
　c：術中写真. 皮下の大きな AV shunt を切除した.
　d：術後 4 年時点の CTA. 巨大な nidus は切除さ
　　れた.
　e：術後 6 年. 患肢は温存できており, 病変の悪化
　　を認めない.

血管の増生を認める. Microcystic LM は舌, 頬部, 胸郭, 四肢などに好発する. Macrocystic LM よりも硬く, 真皮下層まで病変が及ぶ場合は皮膚が肥厚していることがある.

　エコーでは様々な大きさ, 形態の無エコーの嚢胞を認める. Macrocystic LM では単房性または多房性の嚢胞状の大きな無エコー領域を認め, 嚢胞間に高エコーの薄い隔壁を認める. 内容液に沈殿物を認めたり, 内部で出血している場合には全体に白っぽく見えたりすることがある. エコープローブで圧迫すると病変はやや陥凹するが, 弾力があるため VM のようには退縮せず, カラードップラーでも貯留するリンパ液の動きはほとんど見られない. また, ドップラーでは嚢胞内部に血流は認められないが隔壁内に血管を認めることがあ

る. Microcystic LM では小さい嚢胞が無エコー領域として見え, 周囲に高エコーの隔壁が見られるが, 嚢胞が非常に小さい場合には無エコー領域が認められず, 高エコーの隔壁により全体に白く充実性に見えることもあり, 軟部腫瘍などとの鑑別が必要となることがある. MRI は T1WI で低信号, T2WI で高信号, 造影でほとんど増強を認めない嚢胞構造を認める. 内部に出血を認めることがある. 脂肪抑制下での造影 T1WI において, LM は嚢胞が造影されないか, 嚢胞周囲の造影のみに留まるのに対し, VM は病変自体が全体的に造影されてくることから両者の鑑別が可能となる. 穿刺によりリンパ液を認めれば診断の補助となる.

　治療法の選択は LM のタイプにより異なる. Macrocystic LM では硬化療法が第一選択となり,

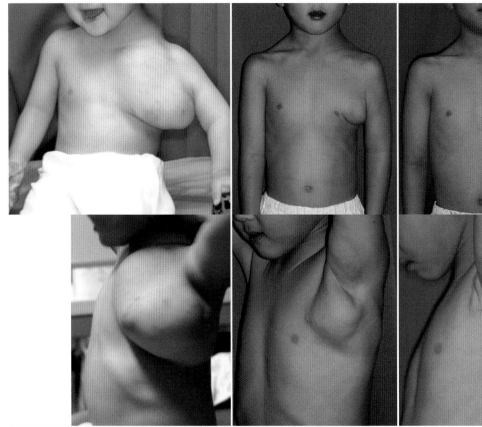

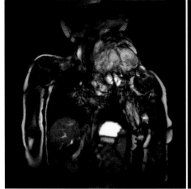
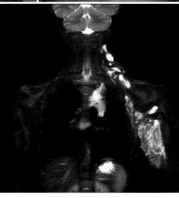

図 3.

症例 3：LM 症例

　a：治療前（① 正面像，② 側面像）

　b：硬化療法 12 回施行後（① 正面像，②
　　側面像）

　c：切除術 2 回施行後（① 正面像，② 側面
　　像）

　d：MRI T2WI（①：治療前，②：治療
　　後）．病変は著明に縮小した．

エタノールの注入排出法[17]や，唯一保険適用が認められている OK-432（ピシバニール®）が主に用いられる．切除可能な場合もあるが，囊胞壁が薄く神経や血管に隣接することも多いため，不完全な切除となりやすいこと，術後の神経麻痺・リンパ漏・リンパ浮腫のリスクがあることに十分な注意が必要である．Microcystic LM に対しては，切除術は再発率が高いが，硬化療法は有効性が低い．それぞれの治療を組み合わせて症状を制御することを目標とする[18]．組織肥大などにより治療に難渋することが多い．2021 年 9 月，難治性リンパ管疾患に対する世界初の経口治療薬としてmTOR 阻害剤であるシロリムス（ラパリムス®）が保険適用となり，新たな治療法として期待されている[19]．

症例 3：1 歳 7 か月，男児（図 3）

生下時より左腋窩を中心とした巨大な皮下腫瘤を認めた．MRI で大小様々な囊胞状構造を認め，混合型 LM と診断した．全身麻酔下に計 12 回のエタノールおよび OK-432 を用いた硬化療法と計2 回の切除術を施行し，病変は著明に縮小した．

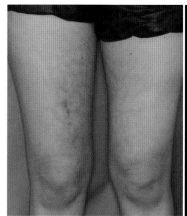
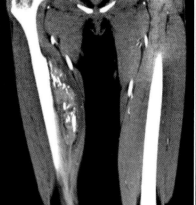
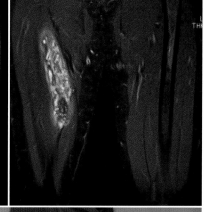
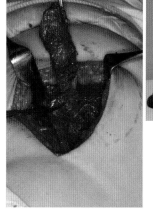
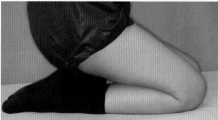

図 4.
症例 4：FAVA 症例
　a：右大腿内側の疼痛と膝関節の屈曲制限を認めた．
　b：造影 CT．右大腿内側に病変を認める．内部に石灰化を伴う．
　c：MRI T2WI で全体的に高信号と不均一な低信号が混在している．
　d：術中写真．大腿骨内側に骨化した病変を認め，ノミを入れて剝離した．
　e：術後 3 か月．正座も可能となった．

4．Fibro adipose vascular anomaly；FAVA

　FAVA は 2014 年に報告された稀な筋肉内血管奇形である[20]．一見，筋肉内 VM と類似しているが，激しい疼痛，運動機能障害，関節拘縮などの特徴的な症候を呈する．女性に多く，下腿（腓腹筋）に好発し，皮膚変化は認めないことが多い．血栓形成，局所の線維化，神経因性疼痛などが原因となって疼痛が持続し，自発運動が低下することにより局所で血流うっ滞，凝固亢進が生じ，石灰化が徐々に進行することにより，最終的には筋肉の線維化をきたし，拘縮を生じると考えている．

　線維化のために病変は VM のような柔らかさがなく，エコープローブによる圧迫でも退縮しない．MRI では T1WI および T2WI で不均一な高信号を呈し，造影で不均一に増強される．内部に拡張血管を有する石灰化を伴う充実性の病変として観察される．

　FAVA は硬化療法が効きづらく，切除術が有効である[21]．我々は FAVA を疑った場合，まず硬化療法による除痛を行った上で，筋肉内病変の切除

とリハビリテーションによる拘縮の改善を行っている．切除不能に見える部位や大きさでも，脂肪変性や周囲筋肉の機能代償が生じており，切除しても機能障害が起きないことが多い．部分切除だけでも症状の改善が得られることが多い．

　症例 4：25 歳，女性（図 4）
　10 年前より右大腿部痛を自覚し，2 年前より疼痛が増悪したため，前医整形外科を受診した．生検の結果から筋肉内 VM と診断され，同院放射線科でエタノール硬化療法を施行されたが，疼痛の改善を認めなかったため当科を紹介受診した．疼痛により膝関節の屈曲制限を認め，正座ができない状態であった．計 8 回のポリドカノールを用いた硬化療法を行い，疼痛の改善は認めたものの膝関節の屈曲制限が残存したため，全身麻酔下に硬結部位の切除術を施行した．病理組織学的には骨化および線維化を伴う VM で，経過と併せて FAVA と診断した．術後はリハビリテーションを継続し，術後 3 か月で疼痛は改善し正座も可能となった．

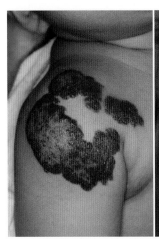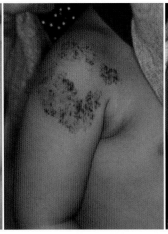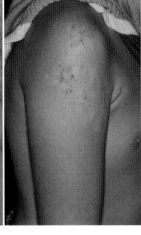

図 5.
症例 5：IH 症例
　a：治療前
　b：プロプラノロール内
　　服終了後．病変は著明
　　に退縮した．
　c：色素レーザー 5 回照
　　射後．わずかな紅斑と
　　瘢痕の残存を認める．

5．乳児血管腫（infantile hemangioma；IH）

　ISSVA 分類で血管性腫瘍に分類され，かつては苺状血管腫と称されていたが，現在では乳児血管腫と呼ぶ．乳幼児期に最も多い腫瘍で，男女比は 1：3 と女性に多い[22]．皮膚だけでなく内臓を含め全身に生じ得るが，そのうち四肢に発生するものは 15％とされる[23]．通常，生後数日から数週で出現し，多くは鮮紅色の局面として発見される．徐々に皮膚皮下組織で増殖し（proliferating phase：増殖期），皮膚変化のあるものでは苺状の腫瘤となる．1 歳頃までにピークを迎えた後，徐々に退縮し（involuting phase：退縮期），多くが 7 歳前後で消失にいたる（involuted phase：消失期）が，経過中に潰瘍化や出血を伴う場合や，瘢痕状の萎縮性皮膚や毛細血管拡張を残す場合もある．皮膚変化を認めるものでは特徴的な臨床像より診断は容易であるが，皮下病変のみの場合は他の「しこり」との鑑別を要し，診断が難しい場合がある．皮下型の頻度は約 13％との報告もあるが[24]，皮膚変化を合併する混合型の病変もあり，その表現型は多彩である．

　IH 患者は乳児であることがほとんどであるため，エコーの有用性が高い．境界明瞭な低エコーの充実性病変として描出され，内部は不均一であり，拡張した血管が無エコー領域として認められることもある．増殖期においては，カラードップラーで高流速の血管を多数認め，パルスドップラーでは拍動性の波形が見られる．退縮期になると脂肪変性の進行に伴い血管の数は徐々に減少

し，病変部は高エコーとなる．MRI では T1WI で低〜中等度信号，T2WI で高信号を呈し，脂肪抑制下での造影 T1WI では早期に全体が造影される．また，増殖期の IH は病理組織学的に GLUT1 陽性を示し，特徴的とされる[25]．

　自然消退するため従来は経過観察（wait & see）されることが多かったが，現在ではプロプラノロール内服[26]や色素レーザー照射などの治療の選択肢があり，個々の症例に応じて選択する．プロプラノロールは本邦で 2016 年に承認された経口治療薬であり，機能的・整容的な問題を惹起する可能性のある症例では第一選択となる[27]．β遮断薬であるため，血圧低下，徐脈，低血糖，気管支喘息などの副作用には十分注意しなければならない．四肢 IH の場合，露出部や潰瘍形成のリスクが高い場合にはプロプラノロール内服，非露出部や小さい病変にはレーザー照射や経過観察を行うことが多いが，患者家族の意向も考慮した治療選択が大切である．

　症例 5：生後 2 か月，女児（図 5）

　生後数日で右肩部に紅斑が出現し，徐々に色調が濃くなり病変が隆起してきたため当科を受診した．IH と診断し，サイズが大きく潰瘍形成のリスクが高いことから，プロプラノロール内服治療を導入した．1 年間の内服後，残存する紅斑に対して計 5 回の色素レーザー照射を行った．薄い瘢痕とわずかな紅斑は残るが，比較的良好な結果を得られた．

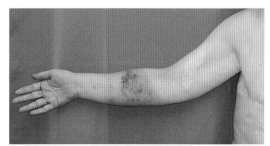

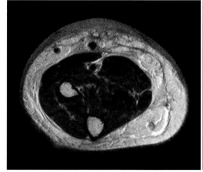 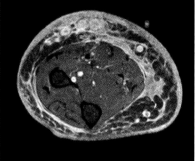 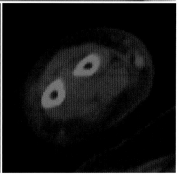

```
 | a
b|c|d
```

図 6. 症例 6：血管肉腫（Stewart-Treves 症候群）症例
　　　a：右上肢の慢性リンパ浮腫後に生じた右前腕の紫斑
　　　b：MRI T1WI
　　　c：MRI T2WI
　　　d：PET-CT．右前腕皮下に集積を認めた．転移所見は認めなかった．

6．血管肉腫

　血管肉腫は脈管内皮由来の悪性軟部腫瘍である．発症頻度は全肉腫の 1～4％と稀であるが，本邦における 5 年生存率は 9％とも言われており，極めて予後不良な疾患である[28)29)]．臨床病型によって頭皮血管肉腫，リンパ浮腫関連血管肉腫（Stewart-Treves 症候群），放射線照射後血管肉腫の 3 つに分類される[30)]．

　早期には色素斑のみのこともあるが，次第に増大し，結節や潰瘍形成を伴って周囲に拡大する．進行が早く，局所再発やリンパ節転移，肺転移をきたしやすい．さらに，肺転移は薄壁嚢胞を形成して再発性の血胸や気胸の原因となる．頭部に紫斑が出現し消退せず増大する，乳癌術後や婦人科術後の慢性リンパ浮腫患者の患肢に紫斑や結節が出現する，乳癌放射線治療後の胸部に病変が出現するなどの病歴をみたら本疾患を疑うべきである．多くの悪性腫瘍と同様に，CT や PET-CT による全身検索，MRI による局所評価を行い，外科的治療・放射線療法・化学療法による集学的治療を行う[31)]．

症例 6：72 歳，女性（図 6）

　15 年前に右乳癌に対して乳房全摘，右腋窩リンパ節郭清術を施行された．その後右上肢に慢性リンパ浮腫を生じた．当科受診 9 か月前より右前腕に皮下出血斑が出現し，拡大傾向を認めたため当科紹介となった．部分生検の結果は血管肉腫であり，Stewart-Treves 症候群と診断し大学病院へ紹介した．全身精査では転移を認めなかった．外科的治療は利き手の大切断となり患者の同意が得られず，放射線照射では制御が困難と判断され，パクリタキセルによる化学療法が開始された．1 クール目終了後は地元の病院へ紹介され治療を継続している．

症例供覧

　最後に，脈管異常と軟部腫瘍との鑑別が困難であった症例を供覧する．

症例 7：83 歳，男性（図 7）

　30 年程前より左下腿に皮下腫瘤を自覚した．長年変化がなかったため放置していたが，最近疼痛が出現したため近医皮膚科を受診し，「血管腫疑

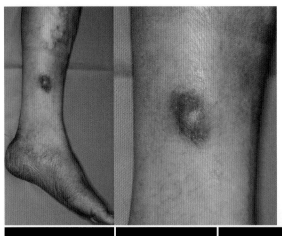

a
b c d e
f g

図 7.

症例 7：血管平滑筋腫症例
  a：左下腿に褐色の色素沈着を伴う有痛性の腫瘤を認めた.
  b：造影 CT. 内部に不均一な造影効果を認める.
  c：MRI T1WI で筋肉と等信号
  d：MRI T2WI で高信号
  e：MRI ガドリニウム造影 T1WI で均一な造影効果を認める.
  f：術中写真. 摘出した腫瘍表面には細かい血管を多数認めた.
  g：術後 3 か月. 疼痛は消失した.

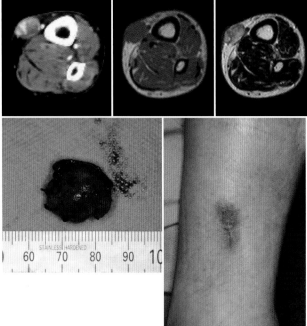

い」として当科受診となった. 30×15 mm 大で褐色の色素沈着を伴う皮下腫瘍を認め, エコーでは腫瘍内部に中等度の流速の血流を認めた. 造影 CT で内部は濃染し, MRI では T1WI で中等度信号, T2WI で高信号, 造影剤で均一に増強効果を認める境界明瞭な腫瘍であり, VM 疑いとして全身麻酔下に全切除を行った. 術中所見では暗赤色で腫瘍表面に多くの細かい血管を伴う腫瘍であった. 病理組織学的診断は血管平滑筋腫であった. 血管平滑筋腫は血管平滑筋由来の稀な良性腫瘍で, 時として激しい痛みを伴うのが特徴である.

症例 8：70 歳, 男性（図 8）

50 年程前より右大腿に皮下腫瘍を自覚した. 10 年前に前医を初診し, CT で血管腫疑いとなり経過観察となっていた. その後腫瘍の増大, 疼痛を認めたため MRI を施行され, 右外側広筋下に T1WI で低信号, T2WI で低信号と高信号の混在する巨大な腫瘍を認め, 「血管腫疑い」として当科紹介となった. 当科初診時, 右大腿全長にわたる巨大な皮下腫瘍を認め, 有痛性で弾性硬であった. エコーでは筋層下に内部不均一な腫瘍を認め, 血流信号を認めた. 造影 CT では腫瘍内に石灰化と考えられる高吸収域を認め, 周辺の拡張血管が筋層内部まで連続し, 早期から静脈の描出を認めた. 長期の経過であることを踏まえ, 石灰化を伴う VM＋AVM と診断した. 広範な石灰化が疼痛の原因となっていると考え, 塞栓術による血流コントロールの後, 全身麻酔下に部分切除術を施行した. 病理組織学的診断は solitary fibrous tumor であった. Solitary fibrous tumor は中間悪性に分類される稀な間葉系腫瘍だが, 時として再発や転移をきたすこともあり注意が必要である. 本症例は術後 3 か月で病変の急激な再増大を認め, その後, 肺を含む多発転移により死亡した.

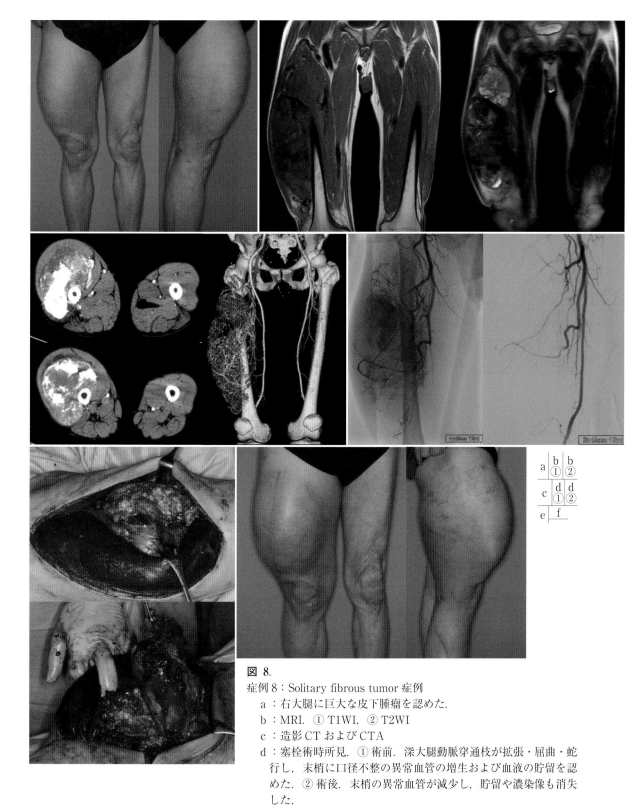

図 8.

症例 8：Solitary fibrous tumor 症例

　a：右大腿に巨大な皮下腫瘤を認めた.

　b：MRI．① T1WI，② T2WI

　c：造影 CT および CTA

　d：塞栓術時所見．① 術前．深大腿動脈穿通枝が拡張・屈曲・蛇行し，末梢に口径不整の異常血管の増生および血液の貯留を認めた．② 術後．末梢の異常血管が減少し，貯留や濃染像も消失した.

　e：術中写真．皮下に石灰化を伴う巨大な腫瘍を認め，可及的に切除した.

　f：術後 3 か月．病変は急激に再増大した.

結　語

　「四肢のしこり」として自覚され得る脈管異常について記述した．脈管異常の典型的な経過と臨床所見は今や形成外科医にとって必須の知識である．診断におけるエコーの簡便性，有用性は高く，日頃から身近なツールとして利用し，その扱いに習熟しておくことが望ましい．皮膚・軟部腫瘍，脈管異常のいずれにおいても，非典型的な経過や触診上硬く触れるものは注意が必要で，MRI 検査や生検を考慮した方がよい．治療においては硬化療法や切除術の他に，近年プロプラノロールやシロリムスといった新たな薬物治療も選択できるようになり，今後の治療の低侵襲化に期待が高まる．

参考文献

1) ISSVA Classification of Vascular Anomalies 2018 International Society for the Study of Vascular Anomalies. https://www.issva.org/classification (last accessed October 4, 2021).
Summary　脈管異常を病態の本質に基づいて体系的に整理した国際的な分類である．多様な疾患の整理と統一化に向けて現在も改訂を重ねている．

2) 佐々木　了：皮膚軟部組織の血管奇形に対する硬化療法の臨床的検討．日形会誌．25：250-259, 2005.

3) 齋藤典子ほか：血管奇形に対する 3％ポリドカノール・フォーム硬化療法の経験．日形会誌．30：149-154, 2010.

4) Hage, A. N., et al.：Treatment of venous malformations：The data, where we are, and how it is done. Tech Vasc Interv Radiol. 21：45-54, 2018.

5) Hassanein, A. H., et al.：Venous malformation：risk of progression during childhood and adolescence. Ann Plast Surg. 68：198-201, 2012.

6) Rikihisa, N., et al.：Evaluation of pain incidence due to venous malformation based on data from 85 institutions in Japan. J Vasc Surg Venous Lymphat Disord. 8：244-250, 2020.

7) 藤田宗純ほか：斗南病院における血管奇形患者 116 例の血液凝固系についての検討．日形会誌．

8) Dompmartin, A., et al.：Association of localized intravascular coagulopathy with venous malformations. Arch Dermatol. 144：873-877, 2008.

9) 長尾宗朝ほか：上肢の静脈奇形に対する硬化療法〜治療効果を阻害する要因の検討〜．日形会誌．32：463-468, 2012.

10) Ishikawa, K., et al.：Preliminary experience with intraoperative near-infrared fluorescence imaging in percutaneous sclerotherapy of soft-tissue venous malformations. Dermatol Surg. 39：907-912, 2013.

11) Ishikawa, K., et al.：A case of combined soft tissue and intraosseous venous malformation of the thumb treated with sclerotherapy using a bone marrow aspiration needle. Cas Rep Plast Surg Hand Surg. 2：37-39, 2015.

12) Nguyen, J. T., et al.：Aspirin therapy in venous malformation：a retrospective cohort study of benefits, side effects, and patient experiences. Pediatr Dermatol. 31：556-560, 2014.

13) Zhuo, K. Y., et al.：Localised intravascular coagulation complicating venous malformations in children：Associations and therapeutic options. J Paediatr Child Health. 53：737-741, 2017.

14) 齋藤典子ほか：当科における下肢静脈奇形 110 例の検討．形成外科．58：679-686, 2015.

15) Kohout, M. P., et al.：Arteriovenous malformations of the head and neck：natural history and management. Plast Reconstr Surg. 102：643-654, 1998.
Summary　動静脈奇形患者の発症パターンや各病期における治療効果などを統計学的に検証した大規模後ろ向き研究である．

16) Greene, A. K., et al.：Management of lymphatic malformations. Clin Plast Surg. 38：75-82, 2011.

17) 佐々木　了ほか：無水エタノール硬化療法が奏効した嚢胞状リンパ管腫の 1 例．形成外科．38：143-147, 1995.

18) Elluru, R. G., et al.：Lymphatic malformations：diagnosis and management. Semin Pediatr Surg. 23：178-185, 2014.

19) Ozeki, M., et al.：The impact of sirolimus therapy on lesion size, clinical symptoms, and quality of life of patients with lymphatic anomalies. Orphanet J Rare Dis. 14：141, 2019.

20) Alomari, A. I., et al.：Fibro-adipose vascular

anomaly：clinical-radiologic-pathologic features of a newly delineated disorder of the extremity. J Pediatr Orthop. **34**：109-117, 2014.
Summary　疼痛と拘縮を伴う四肢の低流速脈管病変を，通常の静脈奇形と区別して FAVA と世界で初めて定義した．

21）Amarneh, M., Shaikh, R.：Clinical and imaging features in fibro-adipose vascular anomaly （FAVA）. Pediatr Radiol. **50**：380-387, 2020.

22）Darrow, D. H., et al.：Diagnosis and management of infantile hemangioma：Executive summary. Pediatrics. **136**：786-791, 2015.

23）Finn, M. C., et al.：Congenital vascular lesions：clinical application of a new classification. J Pediatr Surg. **18**：894-900, 1983.

24）Hashimoto, A., et al.：Analysis of onset and clinical characteristics in Japanese patients with infantile hemangioma. Drug Discov Ther. **15**：210-213, 2021.

25）North, P. E., et al.：GLUT1：a newly discovered immunohistochemical marker for juvenile hem-

angiomas. Hum Pathol. **31**：11-22, 2000.

26）Léauté-Labrèze, C., et al.：Propranolol for severe hemangiomas of infancy. N Engl J Med. **358**：2649-2651, 2008.
Summary　乳児血管腫におけるプロプラノロールの有用性を初めて報告し，新たな治療の選択肢として革新をもたらした論文である．

27）Kaneko, T., et al.：Efficacy and safety of oral propranolol for infantile hemangioma in Japan. Pediatr Int. **59**：869-877, 2017.

28）Holden, C. A., et al.：Angiosarcoma of the face and scalp, prognosis and treatment. Cancer. **59**：1046-1057, 1987.

29）水上晶子ほか：血管肉腫：日本皮膚科学会アンケート調査結果を中心に. Skin Cancer. **24**：350-362, 2009.

30）Gaballah, A. H., et al.：Angiosarcoma：clinical and imaging features from head to toe. Br J Radiol. **90**：20170039, 2017.

31）Young, R. J., et al.：Angiosarcoma. Lancet Oncol. **11**：983-991, 2010.

PEPARS　No.181：34-43，2022

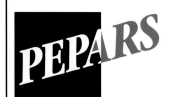

◆特集／まずはここから！四肢のしこり診療ガイド

Ⅱ．各　論

四肢の浅いしこり

土肥　輝之*

Key Words：囊腫(cyst)，粉瘤(atheroma)，表皮囊腫(epidermal cyst)，外毛根鞘性囊腫(trichilemmal cyst)，石灰化上皮腫(calcifying epithelioma)，毛母腫(pilomatricoma)，異常瘢痕(abnormal scars)，肥厚性瘢痕(hypertrophic scar)，ケロイド(keloid)，皮膚線維腫(dermatofibroma)，隆起性皮膚線維肉腫(dermatofibrosarcoma protuberans)

Abstract　　本稿では，四肢の皮膚の比較的浅いしこりで遭遇する頻度の高い囊腫(毛包囊腫，粉瘤)や上皮性腫瘍である石灰化上皮腫(毛母腫)，そして皮膚真皮部分の線維増殖性の炎症疾患である肥厚性瘢痕・ケロイド，皮膚の線維性腫瘍である皮膚線維腫について，概説していきたい．また，四肢の浅いしこりにも稀に悪性を疑う軟部腫瘍を認めることがあるため，詳細な問診，肉眼所見や性状などの臨床所見，必要に応じた造影 MRI 等の画像精査など，しっかりと術前診断を行うことが大切となる．本稿では皮膚線維腫，ケロイド・肥厚性瘢痕とも類似する肉眼所見を呈することのある線維性腫瘍の中間悪性群の隆起性線維肉腫についても概説していく．その他の線維性腫瘍については，別稿を参照されたい．

囊腫(cyst)：粉瘤(atheroma)
(表皮囊腫，外毛根鞘性囊腫など)

　粉瘤(atheroma)は，角質などの粥状物が貯留した囊腫(cyst)を総称したもので，多くは表皮囊腫(epidermal cyst)を指すが，外毛根鞘性囊腫(trichilemmal cyst)などを含む臨床診断名として使われている[1]．

　表皮囊腫は毛囊漏斗部の狭窄・拡張により貯留性のしこり(囊腫)ができると考えられており，通常開口部が認められる．顔面，背部，頸部，外陰部・鼠径部に好発するが，四肢を含めて全身どこにでもできる．外毛根鞘性囊腫は毛包峡部に生じる外毛根鞘由来の囊腫で，被髪頭部に好発するが，四肢などにも見られ，通常開口部を認めない(図1)．

＊　Teruyuki DOHI，〒113-8602　東京都文京区千駄木 1-1-5　日本医科大学形成外科，講師

1．診　断
A．特徴的な臨床所見

　これらの粉瘤は，真皮内または皮下にかけて囊腫を認め，体表から弾性軟の腫瘤として触れることができ，皮膚と連動して動き，通常は皮下とは癒着しておらず，下床との可動性は良好である．皮膚開口部からの細菌感染や異物反応により炎症を起こすと発赤・腫大・圧痛を認め，排膿を伴う．

B．画像診断

　超音波では外側陰影と後方エコーの増強を認める[2]．定型的な開口部がない外毛根鞘腫など，皮下に発生したものでは，他の皮下腫瘍との鑑別のためにMRIを行うことがある．粉瘤の内部の角質などの状態を反映し T1 強調画像で筋肉より高信号または等信号を示し，T2 強調画像では基本的には高信号を示し，一部にやや低信号の部分が混在する場合がある(図2)．悪性腫瘍も疑われる際は，Gd 造影で内部が造影されない囊腫であることを確認することが重要となる．

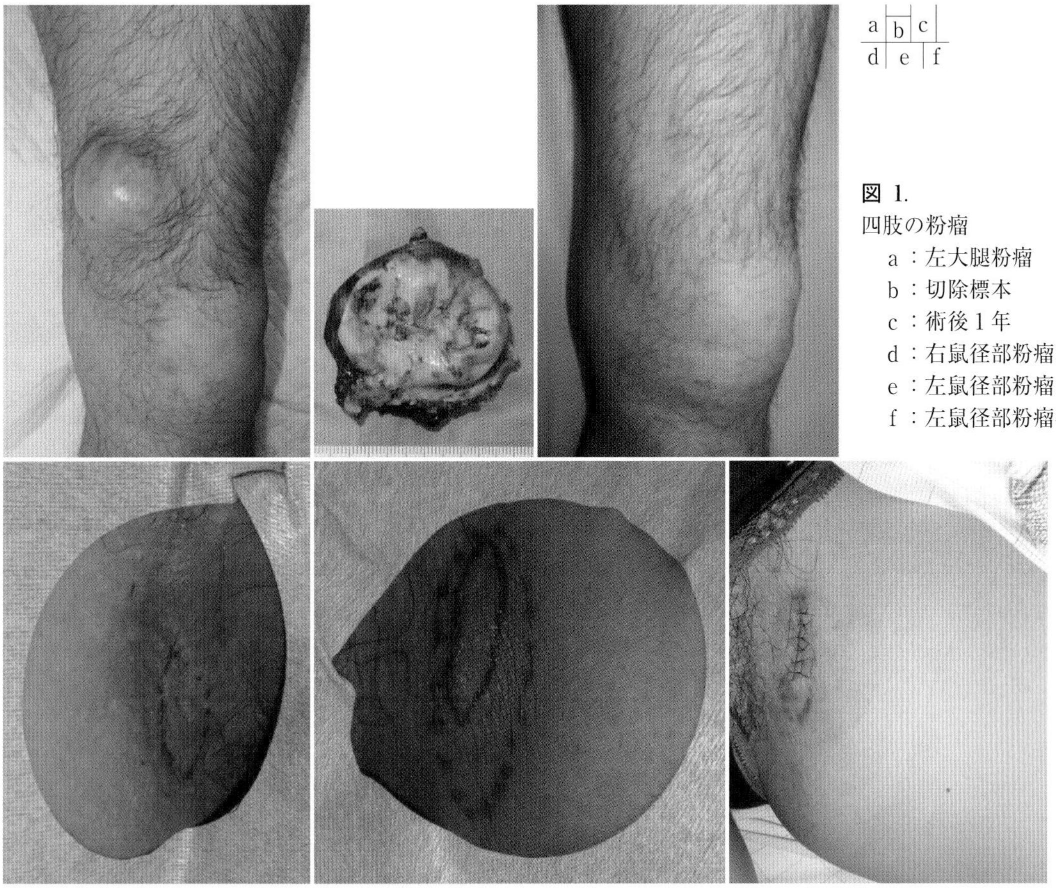

a | b | c
d | e | f

図 1.
四肢の粉瘤
　a：左大腿粉瘤
　b：切除標本
　c：術後 1 年
　d：右鼠径部粉瘤
　e：左鼠径部粉瘤
　f：左鼠径部粉瘤術直後

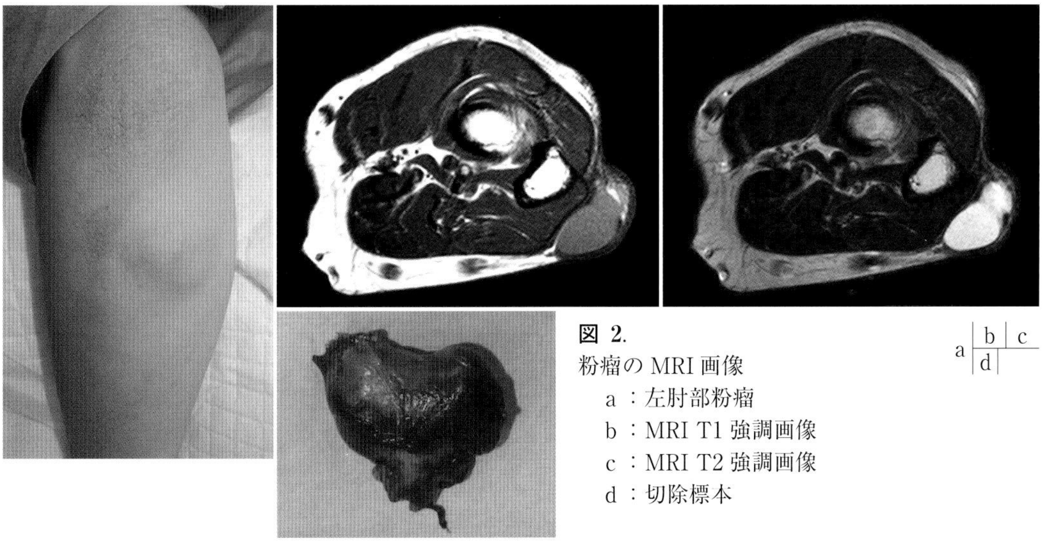

図 2.
粉瘤の MRI 画像
　a：左肘部粉瘤
　b：MRI T1 強調画像
　c：MRI T2 強調画像
　d：切除標本

a | b | c
a | d

C．鑑別診断

- **石灰化上皮腫**：粉瘤に比して硬であり，超音波でしこり内の石灰化所見が認められる．
- **脂肪腫**：柔らかく，皮膚と連動しないことなどで判別可能である．
- **血管脂肪腫**：四肢(特に上肢)，体幹に好発し，皮下の浅い部分に 0.5～1 cm 程度の弾性軟～やや硬の腫瘤として触知し，その多くが多発する．圧痛を伴うこともある．
- **癤(せつ)，癰(よう)**：炎症性粉瘤では鑑別が必要な場合があり，問診で以前から小結節がないことや内部に皮膚の粥状物がないことなどで鑑別する．

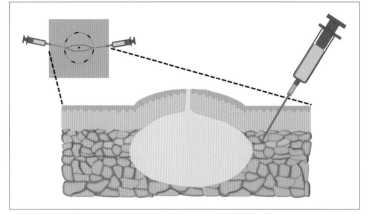

図 3.
粉瘤の局所麻酔
嚢腫内に注入しないように注意して，嚢腫の辺縁からゆっくりと十分に注射を行う．
これにより，周囲組織と剝離しやすくなり，手術がしやすくなる．

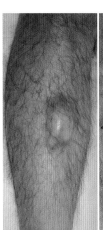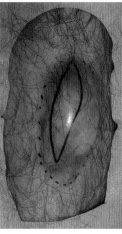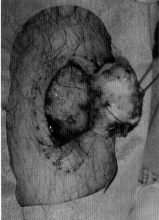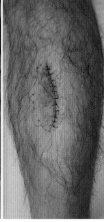

a｜b｜c｜d

図 4.
粉瘤の切除
　a：術前
　b：術前デザイン
　c：術中所見
　d：術直後

2．治療計画

　手術の絶対的な適応ではないが，感染を繰り返す場合，整容面や臭いなどが問題となる場合には切除術が検討される．通常は細菌感染がない時期に局所麻酔下に摘出術を行う．

　細菌感染を起こしている際には，炎症が軽度であれば，抗生剤内服・外用にて経過をみて，炎症が落ち着いて炎症後の瘢痕が柔らかくなる1か月以降に希望に応じて手術を予定する．

　炎症が強ければ，局所麻酔下に切開排膿・消毒・洗浄を行って開放創として管理し，抗生剤内服，局所洗浄・ポビドンヨードゲル外用などを行う．

3．手術方法

　腫瘤の大きさを皮膚ペンでマーキングし，病変の辺縁から真皮直下に27 G以上の細い針で局所麻酔をゆっくりと十分に行っていく（図3）．これにより，開口部以外の部分で，皮膚と腫瘤との隙間ができるため，開口部がはっきりしない時に開

口部の有無の確認や皮膚との癒着の状況がわかり，皮切ラインを決める手がかりとなる．この際，嚢腫内に注入しないように気をつける．

A．通常切除

　Relaxed Skin Tension Line（RSTL）も参考にして，開口部があれば同部を含めて，シワに合わせた紡錘形の皮切ラインをデザインし，メス（No. 15）で腫瘍に切り込まないようにまずは垂直に切開する．その後は皮膚と嚢腫にスペースができている辺縁部を取っ掛かりとして深部に切開を進め，嚢腫壁を確認する．確認後はその嚢腫壁の深さ・大きさを鑑みながら，形成剪刀やメスで周辺線維組織と剝離を行い，摘出する（図4）．

B．くり抜き切除

　炎症を起こして瘢痕化していない場合は，デルマパンチで開口部を切除した後にそこから内容物を出して嚢胞壁を形成剪刀や眼科剪刀を使って周囲の線維組織から剝離および切離して摘出する方

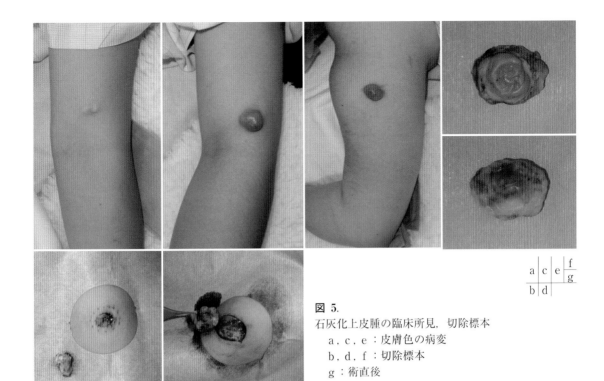

図 5.
石灰化上皮腫の臨床所見, 切除標本
　a, c, e：皮膚色の病変
　b, d, f：切除標本
　g：術直後

a	c	e	f
b	d		g

法も有用となる. 四肢では, 切除後は RSTL も参考にし, 四肢の動きによる張力方向に垂直となるように縫合し, dog ear を修正する. 顔と同じく四肢も dog ear が残りやすいため, できるだけ修正するのが望ましい.

石灰化上皮腫(毛母腫)(pilomatrixoma)

　若年の顔面(特に眼瞼周囲や耳前部)や上腕, 頸部に好発する毛母細胞由来の良性の上皮性腫瘍である. 通常は皮下とは癒着しておらず, 下床との可動性は良好である.

1. 診　断

A. 特徴的な臨床所見

　腫瘍細胞が密に増殖し, 石灰化を伴うため, 真皮内・真皮直下に石灰成分を反映する硬く触れる(弾性硬の)腫瘤を形成するのが特徴である. 通常皮膚色または青白く透見するが, しばしば炎症を起こすこともあり, 赤褐色を呈する病変もある(図5). 本疾患が多発する疾患としては, ターナー症候群, 筋緊張性ジストロフィーやガードナー症候群などが挙げられる[3].

B. 画像診断

　超音波検査が有用で, 石灰化のために内部に高エコー域が混在し, 後方エコーの減弱を認めることが特徴となる. MRI では, T1 強調画像で均一な等信号, T2 強調画像で不均一な等信号または高信号を示す[3].

C. 鑑別診断

　粉瘤, 皮膚線維腫など.

2. 治療計画

　自然消退することはなく, 根治術は切除術となる. 多くが小児期に発生することが多いため, 特に四肢などでは, 待機可能ならば局所麻酔が可能な年齢まで待つことが多い. しかし, 感染する場合や, 腫瘍により皮膚表面が菲薄化し, 露出してくる場合などは, 早期に手術を検討する.

3. 手術方法

　局所麻酔下に癒着して菲薄化した皮膚を含めて腫瘍を切除し, 四肢の動きでできるシワや RSTL を参考にして縫合する.

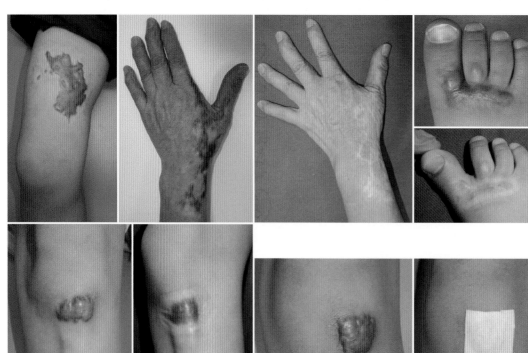
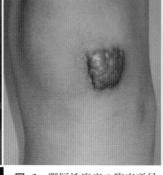
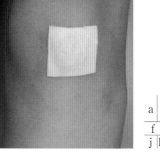
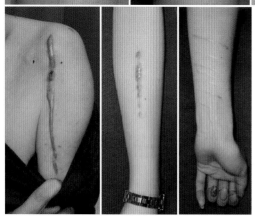

a	b	c	d
			e
f	g	h	i
j	k	l	

図 6. 肥厚性瘢痕の臨床所見. 詳細な問診が診断に重要である.

a：熱傷後肥厚性瘢痕

b，c：熱傷後肥厚性瘢痕（c：bよりおよそ2年後. 副腎皮質ステロイドテープ剤（エクラー® プラスター）で治療）

d，e：熱傷後肥厚性瘢痕（e：dよりおよそ2年後. 副腎皮質ステロイドテープ剤（エクラー® プラスター）で治療）

f，g：外傷後肥厚性瘢痕（g：fより半年後. 副腎皮質ステロイドテープ剤（エクラー® プラスター）で治療）

h，i：外傷後肥厚性瘢痕（i：副腎皮質ステロイドテープ剤貼付例. 注意しながら肥厚性瘢痕を覆うように貼ることも多く，改善してきたら病変に合わせて貼ってもらっている.）

j，k：手術後肥厚性瘢痕

l：リストカット後肥厚性瘢痕（深い創であった部分が肥厚性瘢痕となっている.）

異常瘢痕（abnormal scars）：肥厚性瘢痕（hypertrophic scar）・ケロイド（keloid）

　四肢のしこりでしばしば遭遇するのが異常瘢痕（肥厚性瘢痕・ケロイド）であり，皮膚の線維増殖性疾患と定義される.

1. 診　断

　肥厚性瘢痕・ケロイドはともに高張力部位に好発し，肥厚性瘢痕は特に関節部（肘，膝，手関節，足関節）などの関節可動域に，ケロイドは体幹部（前胸部，肩甲部，恥骨上部），体幹部近傍（下顎，肩～上腕，大腿など）に好発する[4]. 異常瘢痕の診断に重要なのが詳細な問診で，その病歴をしっかり聴取し，病変の臨床所見を確認する.

A. 臨床所見

　肥厚性瘢痕は手術や深い火傷・外傷など真皮深層に及ぶ創傷・熱傷をきっかけとして発生するため，病歴聴取をしっかりすることで，診断は比較的容易である. ケロイドはこれらに加えてニキビや虫刺傷，BCG注射など，真皮深層に及ぶ小外傷

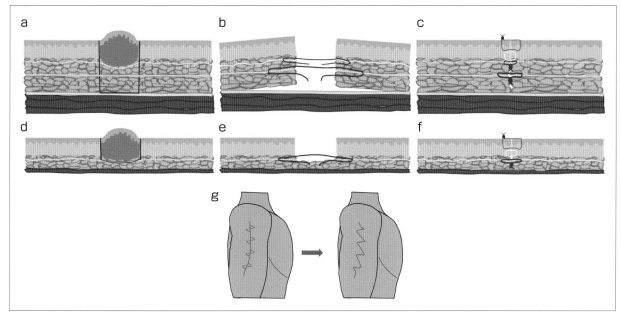

図 7. ケロイド・肥厚性瘢痕の手術療法の工夫

a～c：肩～上腕のケロイド・肥厚性瘢痕は浅筋膜から吸収糸(2-0 や 3-0PDS® II)を使って減張縫合を行う．（文献 9 より一部引用）

d～f：肘～前腕のケロイド・肥厚性瘢痕は，水平マットレスのように真皮下の筋膜から同じく減張縫合を行う．通常は，創縁より 5 mm～1 cm 程度離れた部分の筋膜をかけるようにしている．

g：Z 形成術によって，術後創部への張力を分散し，術後再発リスクを軽減する．

をきっかけとしても発生してくる．

　ケロイドはもとの創を越えて病変が拡がることが特徴とされ，肥厚性瘢痕はもとの傷を越えて拡大することがないとされる（一部，区別が難しい場合もある）．

　肥厚性瘢痕は通常 3～6 か月に強く盛り上がりを認め，痒みや痛みやひきつれを伴うが，2～5 年の経過で徐々に隆起や発赤が消失する場合が多い．しかし，四肢の関節可動に伴う創部の張力を強く受ける部分では数年経っても改善を認めず，痛みや痒みを伴い，時に運動制限をきたす場合もある．

　ケロイドは自然に軽快することが少なく，赤色の小腫瘤の病変が張力のかかる方向に定型的にはカプセル型やダンベル型に拡大を認め，通常醜形とともに痒みや痛みを伴う．また，増大に伴い，毛を巻き込んだり正常皮膚を巻き込んで排膿を繰り返す場合もある．

B．鑑別診断

　皮膚線維腫も鑑別に挙がるが，皮膚線維腫の場合は周りから指で圧を加えると病変が軽度陥凹(dimple sign)する[7]．

　隆起性皮膚線維肉腫(dermatofibrosarcoma protuberans：DFSP)：非常に稀ながん(希少がん)であるが，増大すると不整な隆起や多結節を示すことが多く，時に鑑別を要することがある．臨床経過も合わせて詳細に聴取することが重要となる．DFSP が疑わしい場合には造影 MRI などの画像精査を行った上で，生検を行う（詳細後述）[5][6]．

2．肥厚性瘢痕の治療計画

　肥厚性瘢痕の治療としては副腎皮質ステロイドテープ剤（エクラー® プラスター）が有効であり，1 日 1 回の交換により隆起・発赤・ひきつれを軽減でき，瘢痕の成熟化を促進することができる（図6）[8]．副腎皮質ステロイド（ケナコルト®）注射も合わせることがある．通常手術療法は，少なくとも 1 年程度はこれらの保存的治療を続けた後に検討するのがよいと考えている．

＜手術療法＞

　関節可動部にまたがり，強い瘢痕拘縮を認め，

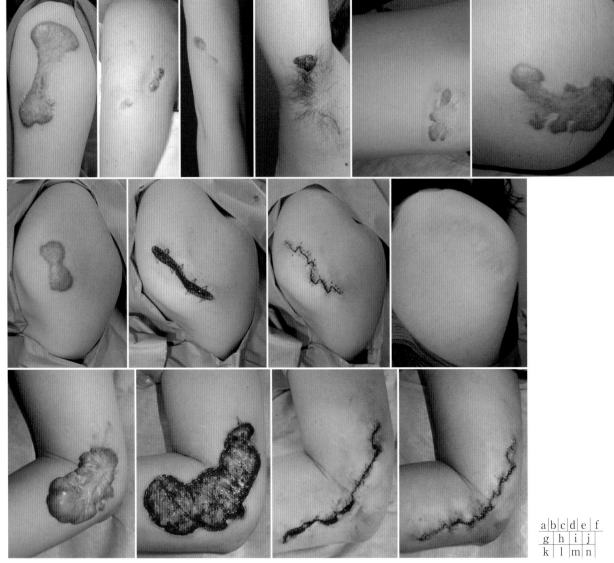

図 8. ケロイドの臨床所見・手術所見

a〜f：四肢のケロイド

g〜j：右肩ケロイド（h：術中. 減張縫合後, Z形成術・三角弁デザイン後, i：術直
　　後, j：手術後1年）

k〜n：左肘ケロイド（l：術中. ケロイド切除後, m：術中. 減張縫合後, Z形成術デ
　　ザイン後, n：術直後）

保存的治療でも改善が乏しい場合は，拘縮解除の
手術を行う必要がある．切除の上，浅筋膜での減
張縫合を行い，その後Z形成術や三角弁を利用
し，術後拘縮予防を行う．基本的には後述するケロ
イドの手術治療と同じ手法を用いている（図7, 8）[9]．

3．ケロイドの治療計画

保存的治療では，副腎皮質ステロイドテープ剤
（エクラー® プラスター）での治療を3か月程度続

けた後，少しケロイドの硬さが改善したら副腎皮
質ステロイド（ケナコルト®）注射も合わせて治療
を行う．手術療法は疼痛・搔痒の症状が強く醜状
が問題となる場合や，瘢痕拘縮で機能障害がある
場合，その他，表皮囊腫を合併する場合や感染を
繰り返す潰瘍を有する場合などに考慮される．

＜手術療法＞

ケロイドは，日常生活で高張力がかかる部位に

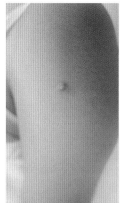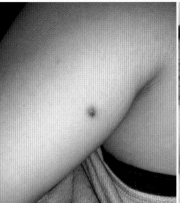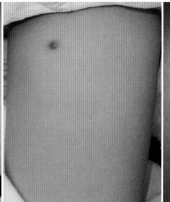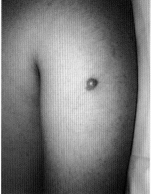

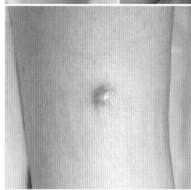

図 9.
皮膚線維腫の臨床所見

硬いケロイド塊が発生し，張力方向に硬いケロイドの病変が拡大するが，この悪循環を断ち切ることが手術加療の主目的となる．そのため，できる限り病変は全切除をし，ケロイドができる皮膚真皮にできるだけ張力をかけないように，真皮より下の層である筋膜を使って減張縫合を行い，水平方向では，Ｚ形成術や切除後に自然にできる三角弁を用いて術後瘢痕皮膚にかかる張力を分散する（図 7, 8)[9]．術後放射線治療に関して，四肢では，肩甲部〜上腕の病変では 18 Gy/3 分割/3 日間，それ以外の部位では 15 Gy/2 分割/2 日間で行っている[10]．

＜後療法＞

そして，再発率の高いケロイドの術後は，後療法も非常に重要であり，術前から後療法の重要性を患者にしっかり伝えた上で，無理のない定期通院間隔で 1〜2 年の長期間外来通院してもらっている．通常術後テーピングを半年は行い，その過程で創部の赤みや硬さが出た際にはただちに副腎皮質ステロイドテープ剤（エクラー® プラスター）に切り替えてもらうようにしている[8]．

皮膚線維腫（dermatofibroma；DF）

1．診　断

四肢に好発する茶褐色ないし皮膚色の硬い皮内のしこり（結節）として触れることが多い．虫刺傷などの小外傷をきっかけに発生することも多く，反応性の結合組織増殖症とする説もある．

A．特徴的な臨床所見

通常は数 mm〜2 cm 程度の大きさにとどまり，周辺の皮膚をつまむと病変が軽度陥凹（dimple sign）を示すことが特徴的となり，下床との可動性がある[7]．単発性のものが多いが，稀に多発することがある．痒み，痛みは通常ないが，圧痛を自覚することがある．色調は茶褐色を呈することが多いが，皮膚色，赤色，赤褐色，黒色を呈することもある（図 9)．ダーモスコピーでは，中心白色斑（central white scarlike patch）や辺縁部微細色素沈着網（delicate pigment network at the periphery）が高率に認められる[11]．

B．画像診断

超音波では腫瘍内部はエコー輝度が低く，ドップラーモードで血流はわずかに認める程度である．

C．鑑別診断

隆起性皮膚線維肉腫と鑑別が困難な場合があるが，臨床経過を確認し，病理組織学的に CD34 染色，COL1A1-PDGFB 融合遺伝子の検出などにより鑑別を行う．また肥厚性瘢痕は，外傷や手術歴

などの有無により鑑別が可能である.

2．治療計画

典型的なものは経過観察することも多いが，根治術を望まれる場合や典型的でないものは切除術の適応となる.

＜手術方法＞

通常円形の病変であり，minimal margin で切除を行い，RSTL も参考にシワに合わせて縫合し，dog ear は修正する. 術後創部が肥厚性瘢痕となることがあり，ダーモスコピー所見で典型的にDF が疑われる場合は，異常瘢痕治療に準じて，真皮直下の skin ligament からの減張縫合を行う. 術後テーピングは 3 か月～半年行い，創部の硬さを認める場合は，副腎皮質ステロイドテープ剤（エクラー® プラスター）での治療を行っている.

隆起性皮膚線維肉腫
(dermatofibrosarcoma protuberans；DFSP)

1．診　断

DFSP は線維芽細胞および筋線維芽細胞腫瘍に分類され，悪性度は中間群（低頻度転移性）に分類されている軟部腫瘍である[12]. 若年～中年の成人の，体幹（胸腹部，背部，肩）・四肢近位部に好発し，一般的には局所再発が多く，遠隔転移は少ないとされ，比較的生命予後は良好とされる. 米国では 100 万人に 4.2～4.5 人程度の頻度となっている[13].

DFSP の腫瘍細胞では，環状染色体が高頻度に認められ，第 17 染色体上の Collagen type 1-alpha 1（COL1A1）と第 22 染色体上の Platelet-derived growth factor beta（PDGFB）の融合遺伝子（COL1A1-PDGFB 融合遺伝子）が 90％以上で検出される[14].

DFSP の中で，線維肉腫様変化を伴うもの（fibrosarcomatous-DFSP；FS-DFSP）は，通常のDFSP よりも局所再発や遠隔転移が高率となっている. また，組織学的にいくつかの亜型があるが，詳細は「I．総論　四肢皮膚軟部腫瘍の病理診断」（p.16）を参照されたい.

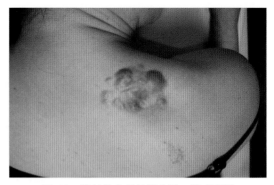

図 10．隆起性皮膚線維肉腫の臨床所見
右背部～肩にできた隆起性皮膚線維肉腫. 下床との可動性不良で，表面に光沢のある大小不同の多峰性の結節

A．特徴的な臨床所見

初期は皮膚から皮下組織浅在性に皮膚色～暗紅褐色の真皮内の硬結として発生し，通常は数か月から数年にわたり緩徐に増大し続けて，無痛性にしこり（皮下結節）として触知される. 増大すると表面に光沢のある大小不同の多峰性の結節となることがある（図 10）.

B．画像所見

造影 MRI が有用となる. 周囲との境界明瞭で，T1 強調画像では均一な筋肉と等信号を示し，T2 強調画像では高信号または高信号と等信号の混在を示し，Gd 造影では，中等度～高度に不均一に造影されることが多い. また，腫瘍の深部への進展についても評価できる. CT では，均一な等吸収を示し，中等度～高度の不均一な造影効果を示すことが多い.

C．鑑別診断

皮膚線維腫，神経鞘腫，神経線維腫，孤立性線維性腫瘍，紡錘形細胞脂肪腫，線維形成性黒色腫，ケロイドなどがある[13].

D．生　検

5 cm を超える病変で，臨床所見，画像所見などから DFSP が疑われた場合は生検を行う. 十分な組織サンプル量を確保し正確な術前診断を行うためにも浅い病変だけでなく，皮下深層の病変までpunch biopsy（パンチ生検）か incisional biopsy（切開生検）で採取することが推奨されている[5]. 切開生検にあたっては，四肢の長軸方向（筋の走行）に

切開線を取るようにする.

2. 治療計画

第一選択は手術による完全切除である.

術後放射線治療は,断端陽性であるが追加切除が難しい症例,その他手術不能例や再発症例の術後に考慮されるが,通常断端陰性の症例には行わない.

また,近年 DFSP の発症機序が明らかになってきており,手術不能な DFSP や転移を有する DFSP 症例で,COL1A1-PDGFB 融合遺伝子が認められる症例では PDGFβ 受容体の活性化を抑制するイマチニブが有効であるとされている(日本では未承認)[5].

3. 手術方法

広範切除と Mohs 手術(Mohs micrographic surgery)が報告されている[15]が,日本では広範切除が一般的である.広範切除では,辺縁は少なくとも腫瘍から 2 cm 以上離し,深部は反応層がしっかり健常組織で覆われるように深筋膜を含めて切除することが推奨されている[5][6].また,広範切除後は断端の陰性を確認するまでは一期的な再建はしないことや,切除後の切除縁の断端陽性の懸念がある症例は植皮による再建で局所再発の有無の観察を行うことが推奨されている.

術後 10 年以内は半年~1 年おきのフォローアップを行い,局所再発の有無などの確認を行っていく.

参考文献

1) 山川敏之ほか:粉瘤症例の検討.日臨外会誌.**68**(3):547-551,2007.
2) 正畠千夏:皮膚科領域の超音波入門 日常よく遭遇する良性皮下腫瘤について.Jpn J Med Ultrasonics. **46**(5):425-432,2019.
3) Jones, C. D., et al.:Pilomatrixoma:a comprehensive review of the literature. Am J Dermatopathol. **40**:631-641, 2018.
4) Ogawa, R., et al.:The relationship between skin stretching/contraction and pathologic scarring:the important role of mechanical forces in keloid generation. Wound Repair Regen. **20**:149-157, 2012.
5) NCCN Clinical Practice Guidelines in Oncology. Dermatofibrosarcoma Protuberans. Version 1. 2020-October 2, 2019.
6) 川井 章ほか:軟部腫瘍診療ガイドライン 2020 改訂第 3 版.南江堂,2020.
7) Fitzpatrick, T. B., Gilchrest, B. A.:Dimple sign to differentiate benign from malignant pigmented cutaneous lesions. N Engl J Med. **296**:1518, 1977.
8) Goutos, I., Ogawa, R.:Steroid tape:a promising adjunct to scar management. Scars Burn Heal. **3**:2059513117690937, 2017.
9) Dohi, T., et al.:Z-plasty and postoperative radiation therapy for upper-arm keloids:an analysis of 38 patients. Plast Reconstr Surg Glob Open. **7**(11):e2496, 2019.
10) Ogawa, R., et al.:Surgical excision and postoperative radiotherapy for keloids. Scars Burn Heal. **5**:2059513119891113, 2019.
11) Ferrari, A., et al.:Central white scarlike patch:a dermatoscopic clue for the diagnosis of dermatofibroma. J Am Acad Dermatol. **43**:1123-1125, 2000.
12) WHO Classification of Tumours, 5th ed. Vol 3, Soft Tissue and Bone Tumours, C, IARC Publication, Lyon, 2020.
13) Criscione, V. D., Weinstock, M. A.:Descriptive epidemiology of dermatofibrosarcoma protuberans in the United States, 1973 to 2002. J Am Acad Dermatol. **56**:968-973, 2007.
14) Hao, X., et al.:Dermatofibrosarcoma protuberans:update on the diagnosis and treatment. J Clin Med. **9**(6):1752, 2020.
15) Durack, A., et al.:A 10-year review of surgical management of dermatofibrosarcoma protuberans. Br J Dermatol. **184**:731-739, 2021.

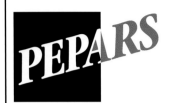

◆特集／まずはここから！四肢のしこり診療ガイド

Ⅱ. 各 論
神経原性腫瘍

東名 怜[*1]　林 礼人[*2]

Key Words：神経原性腫瘍（neurogenic tumor），神経線維腫（neurofibroma），神経線維腫症Ⅰ型（neurofibromatosis type 1），神経鞘腫（neurilemmoma/schwannoma），悪性末梢神経鞘腫（malignant peripheral nerve sheath tumor；MPNST）

Abstract　　神経原性腫瘍は日常診療でもしばしば目にする機会を有し，腫瘍の性質や種類によって診断や治療のポイントが異なる.

神経線維腫症Ⅰ型は全身に多発する神経線維腫とカフェ・オ・レ斑を主徴とする全身母斑症である. 神経線維腫は必要に応じて外科的治療を行うが，びまん性神経線維腫は腫瘍内の血管が非常に発達しており，術中出血のコントロールが問題となる. そのため自己血貯血などの術前準備に加え，腫瘍を結紮して術中出血を抑えるなど，様々な工夫が必要になる.

神経鞘腫では被膜を切開し腫瘍のみを摘出する核出術が主に行われるが，術後に神経脱落症状をきたす場合があるため，神経軸索への侵襲を避ける手術操作が必要になる.

悪性末梢神経鞘腫については神経線維腫症Ⅰ型患者に生じた神経線維腫からの悪性転化が知られており，患者に急速に増大する腫瘤を神経線維腫症Ⅰ型患者に認めた場合には，早期の対応が重要になる.

はじめに

神経原性腫瘍は日常診療でもしばしば目にする機会を有し，腫瘍の性質や種類によって診断や治療のポイントが異なる. そのため，各々の疾患について十分な知識が必要で，状況に応じた対応を検討していく.

神経原性腫瘍の中でも，神経線維腫（neurofibroma）と神経鞘腫（neurilemmoma/schwannoma）は代表的な腫瘍になり，悪性末梢神経鞘腫（malignant peripheral nerve sheath tumor；MPNST）は悪性化病変として注意を要する. 本稿では，各々の腫瘍について，診断から治療までの基礎的事項をまとめるとともに，手術における注意点を交え解説する.

[*1] Rei TOMYO，〒279-0021　千葉県浦安市富岡2丁目1番1号　順天堂大学医学部形成外科，助手

[*2] Ayato HAYASHI，同大学医学部附属浦安病院形成外科・再建外科，教授

神経線維腫症Ⅰ型（神経線維腫）

1. 特　徴

神経線維腫症Ⅰ型は，全身に多発する神経線維腫とカフェ・オ・レ斑を主徴とする全身母斑症で，皮膚，神経系，眼，骨などに多種の病変を年齢の変化とともに発生する. 約3,000人に1人の割合で生じ，本邦の患者数は約40,000人と推定されているが[1]，罹患率や人種差や性差は殆ど認めない. 17番染色体長腕のNF1遺伝子の異常を原因とする常染色体優性の遺伝性疾患だが，患者の約50%は突然変異による孤立性の発生とされる[2].

生じる神経線維腫は末梢神経の髄鞘のSchwann細胞，神経内膜細胞，神経周膜細胞由来の良性腫瘍で，神経原性腫瘍の中では最も多い. 多くは単発性で散発性に発生するが，多発するものは神経線維腫症Ⅰ型の患者にみられることが多い[3].

稀に悪性化することがあり，約2～3%に悪性末梢神経鞘腫（malignant peripheral nerve sheath

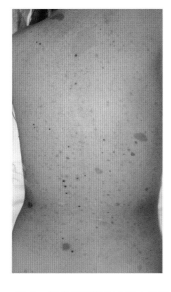

図 1.
カフェ・オ・レ斑
大小様々な大きさの褐色斑が多発している.

表 1. 神経線維腫症 I 型の診断基準（文献 5 より引用し，一部改変）

1）遺伝学的診断基準

NF1 遺伝子の誘因となる変異が同定されれば，神経線維腫症 I 型と診断する．ただし，その判定（特にミスセンス変異）においては専門科の意見を参考にする．

本邦で行われた次世代シーケンサーを用いた変異の同定率は 90％以上と報告されているが，遺伝子検査で変異が同定されなくとも神経線維腫症 I 型を否定するわけではなく，その診断に臨床的診断基準を用いることに何ら影響を及ぼさないことに留意する．

2）臨床的診断基準

1. 6 個以上のカフェ・オ・レ斑
2. 2 個以上の神経線維腫（皮膚の神経線維腫や神経の神経線維腫など）またはびまん性神経線維腫
3. 腋窩あるいは鼠径部の雀卵斑様色素斑（freckling）
4. 視神経膠腫（optic glioma）
5. 2 個以上の虹彩小結節（Lisch nodule）
6. 特徴的な骨病変の存在（脊柱・胸郭の変形，四肢骨の変形，頭蓋骨・顔面骨の骨欠損）
7. 家族内（第一度近親者）に同症

7 項目中 2 項目以上で神経線維腫症 I 型と診断する．

tumor；MPNST）を生じ，予後不良である[4]．悪性末梢神経鞘腫については後述する.

2．診　断

A．臨床所見

皮膚病変には生下時から多発するカフェ・オ・レ斑，小児期以降に出現する神経線維腫が特徴的であり，その他には骨病変，虹彩小結節などの眼病変，中枢神経系の神経腫瘍を呈することが知られている．ここでは主に皮膚病変について述べる.

1）カフェ・オ・レ斑

大小様々な大きさのコーヒーミルク様の類円形褐色斑である（図 1）．神経線維腫症 I 型の患者では出生児のほぼ全例に認められる徴候であり，成長とともに増大する．これが 6 個以上存在する場合，診断基準の 1 つとされる（表 1）[5].

2）神経線維腫

皮膚の神経線維腫，神経の神経線維腫，びまん性神経線維腫の 3 種類がある[6].

a）皮膚の神経線維腫

多くは思春期以降に全身に多発する．正常皮膚色から淡紅色で半球状に隆起する軟らかな腫瘍（図 2-a，b）で，ゆっくりと増大する．自覚症状は少ないが，皮下に生じた場合は圧痛を伴うことが多い．体幹に多発する傾向があり，手掌や足底には少ない．妊娠や出産を契機に急激に増加することがある.

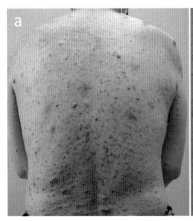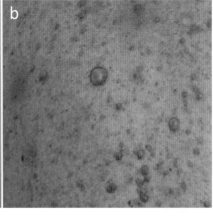

図 2.
皮膚の神経線維腫
　a：半球状に隆起する淡紅色の腫瘤を認める．体幹には多発する傾向がある．
　b：拡大像

b）神経の神経線維腫

10歳前後から発症する．皮下に境界明瞭な硬い結節として触知され，疼痛，腫瘍増大に伴う知覚・運動機能障害を伴うことがある．四肢屈側に多い傾向がある．

c）びまん性神経線維腫

褐色局面が隆起し，弁状に下垂するものである．巨大化すると整容的な問題に加えて，四肢では運動障害，顔面領域では開瞼困難や流涎などの機能的問題も生じる．軟らかく弛緩した腫瘍内には，脆弱な血管壁を有する血管が豊富に存在し，腫瘍内出血をきたしやすく，時に生命に危険が及ぶ．

3）その他の症状

皮膚症状として若年性黄色肉芽腫，貧血母斑，グロムス腫瘍などを認めることがある．若年性黄色肉芽腫は1～2歳ごろから出現し，徐々に増加するものの通常自然消褪する．貧血母斑も通常治療を必要としないが，神経線維腫症I型の小児に合併することが多く，診断に有用との報告もある[7]．

中枢神経系では脳神経および脊髄神経の神経線維腫，神経膠腫などが時にみられ，痙攣発作や精神遅滞などを生じる．骨病変としては脊椎変形，胸郭変形，四肢骨変形，頭蓋骨欠損などが挙げられ，消化器病変としてはGISTの頻度が高く，褐色細胞腫の合併も多いとされる．眼病変として認める虹彩小結節は灰白色から黒褐色の小結節で，通常治療の必要はないものの，本症では約80％[5]と高頻度に認めるため，診断に役立つとされる[8]．

B．画像所見

1）エコー

真皮内の境界明瞭な低エコー腫瘤．内部エコーは比較的均一である．腫瘍の辺縁や内部に血流表示を認める．

2）MRI

T2強調像では高信号だが，低信号域も混在する（図3-a）．T1強調像では低信号を呈し（図3-b），造影MRIでは造影効果を認める（図3-c，d）．なお，T2強調像では大部分が高信号で，中心部に低信号を呈する同心円状パターンのtarget signもみられることがあり，比較的大きな神経由来の腫瘍周囲で認められる，筋間の腫瘍辺縁の脂肪信号であるsplit-fat signも特徴的な所見とされる．

C．組織所見

神経線維腫は境界明瞭で被膜のない腫瘍性病変が真皮から皮下にみられ，増殖した紡錘形の腫瘍細胞の間に，波打った膠原線維が錯綜する．粘液性の間質と肥満細胞の浸潤もみられる．腫瘍細胞はS-100陽性[4]．病理画像については「I．総論 四肢皮膚軟部腫瘍，病理診断」（p.14，図9）を参照のこと．

3．治　療

現時点での根治的な治療はなく，対症療法が基本となる．

A．カフェ・オ・レ斑

Qスイッチルビーレーザー治療などを施行することもあるが，再発が多く効果は一定していない．なお，ビタミンD_3製剤の外用が有効との報告もあるが，著しい効果はなく，保険適用もない．

図 3.
神経線維腫, MRI 画像
a：T2強調像（横断面）. びまん性に高信号で, 低信号領域も混在する.
b：T1強調像（横断面）. 病変全体で低〜中等度信号
c：造影T1強調像（横断面）. 均一な造影効果を認める.
d：造影T1強調像（縦断面）. 脂肪間の病変にも強い造影効果を認める.

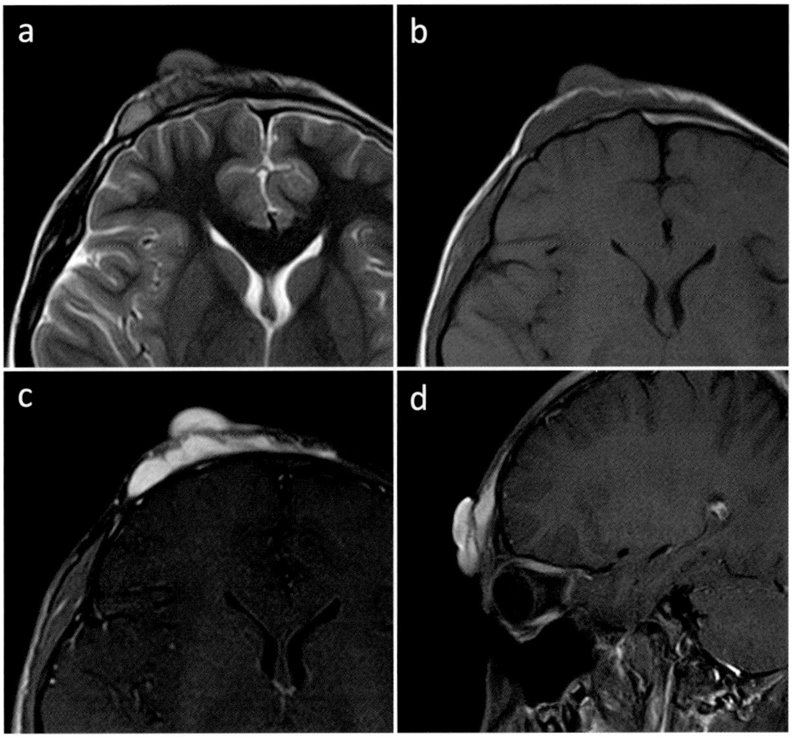

B．神経線維腫に対する外科的治療

1）皮膚の神経線維腫

神経線維腫は必要に応じて整容面に配慮して外科的切除を施行する. 数が少なければ局所麻酔下に, 多ければ全身麻酔下に出来る限り切除する. 病変周囲の真皮組織が脆弱であるため, 創縁に緊張がかかる場合には, しっかりとした真皮縫合を行うことが困難である. 縫合不全や血腫に注意が必要である.

2）神経の神経線維腫

稀に悪性末梢神経鞘腫の発生母地となり得るため, 外科的切除が望ましい. 手術を行う場合, 主たる知覚神経や運動神経は基本的に温存する. 四肢ではエアターニケットによる無血野の確保が必須である. 手指や手掌部に生じた神経線維腫の切除を行う際は, 指神経を必ず確認し, 損傷に留意する.

3）びまん性神経線維腫

腫瘍内の血管が発達しており, 切除時に止血困難な出血がしばしば起こり, 大量出血の可能性がある. 切除の際の最優先事項は出血対策であり, 必ずしも全切除にこだわらず, 繰り返しの減量手術も有用である[9]. 事前に出血が予想される場合は自己血の貯血などの準備を行い, 術中は可能であればエアターニケットを使用し, 的確な止血操作を行うなどの十分な出血対策が必要である. 大きくなると手術も困難となるため, 増大する前に切除するのが望ましい. 切除範囲の周囲組織をボルスター縫合で締め上げること, 切除範囲全長に皮切を入れずに小区画の切除・縫合を連続的に行うことなどが有用な手段とされる[10]. 前田らは突き錘（ワイヤーを誘導するために用いる器具で, 尖端が尖っていてワイヤーを通す穴がある）を用いて出血をコントロールする方法を報告している[11]. 腫瘍の切除量は緊張なく縫縮できる範囲とし, 腫瘍の基部に突き錘を通し, 絹糸を突き錘の先端部に通してそれを引き抜くことで糸を通す. そして腫瘍基部の糸をオーバーラップさせ, しっかりと全て結紮して切除予定の腫瘍への血流を遮断する. その後切開線に沿って腫瘍を切除すると, 創部からの結紮はほとんどない. 特別な手技を要さず, 容易に出血コントロールを行うことが可能である.

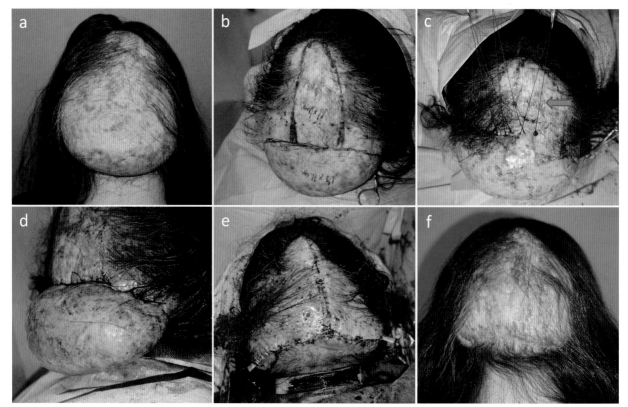

図 4. 19 歳，男性，後頭部神経線維腫症 I 型
a：術前臨床所見
b：縫縮可能な幅で腫瘍切除部位をデザイン．点線部に硬膜外針を貫通させることとした．
c：硬膜外針を用いて腫瘍を囲むように糸(←)を通した．
d：糸を結紮し，腫瘍の血流を減少させ，その直上を切開する形とした．
e：腫瘍を切除し，閉創した．
f：術後約 2 年．大幅な減量が得られ，日常生活も過ごしやすくなったと高い満足度を得て
　いる．残存腫瘍の再増大を認めていない．

4．手術症例

症例 1：19 歳，男性

　10 年ほど前に後頭部に腫瘤を自覚．前医で部分切除術を施行し，その際の病理検査で神経線維腫症 I 型の診断となった．その後も増大し切除後に経過観察をしていたが，さらなる増大を認めたため，再度腫瘍の部分切除の方針となった．

　腫瘍は後頭部中央になだらかに隆起し，頸部側は大きく下垂していた(図 4-a)．切除時に大量出血が予想されたため，前述した前田らの報告に準じて[11]，腫瘍基部を結紮して出血コントロールをする方針とした．まず腫瘍切除部位を縫縮可能な幅で決定後(図 4-b)，切除部の基部で 17G の硬膜外針を頭側から頸部側に貫通させた．外筒内部に

0 絹糸を通して腫瘍切除部を囲むように針を通し(図 4-c)，それぞれ結紮することで，切除予定線よりも基部で切除部全体を駆血し，腫瘍内部への血流を減少させた(図 4-d)．結紮部直上のデザインに沿って皮膚切開し，電気メスおよび血管シーリングデバイス(LigaSure®)を用いて腫瘍を切除した(図 4-e)．結紮処理を行っても腫瘍内血管からの出血はある程度認め，術中出血量は 1,200 m*l* となり，自己血輸血量は 1,000 m*l* を要した．術後は残存腫瘍の増大はなく，腫瘍の隆起軽減による整容的な改善に加え，大幅な重量軽減による動かしやすさの改善を認め，高い満足度を得ている(図 4-f)．

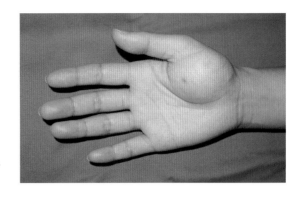

図 5.
神経鞘腫
母指球部皮下に弾性硬の球状腫瘤を認める.

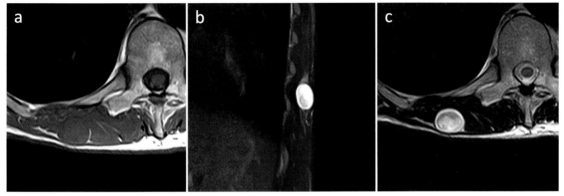

図 6. 神経鞘腫, MRI 画像
a:T1 強調像(横断面). 全体的に低信号を呈する.
b:T2 強調像(縦断面). 腫瘍の上下端に神経との連続性を認める.
c:T2 強調像(横断面). 腫瘍の中心部は比較的低信号も混在し, 辺縁部は著明な高信
　号を呈している(target sign).

神経鞘腫

1. 特　徴

神経鞘腫は末梢神経の Schwann 細胞から発生
する良性腫瘍で, 末梢神経に連続して生じる軟部
腫瘍である. 20〜50 歳代に好発し, 皮内または皮
下に弾性硬の球状腫瘤として触れる. 末梢神経に
連続して発生するため, 圧迫によって末梢に放散
痛をきたす[12]. 神経鞘腫は孤発性であることが多
いが, 多発するものは神経線維腫症 II 型と関連し
ていることが多い.

2. 診　断

A. 臨床所見

通常単発に発生し, 皮内または皮下に弾性硬の
球状腫瘤として触れる(図5). 四肢の特に屈曲面
に好発する. 圧迫によって末梢に放散痛をきたす
ことも多いが, 無痛性腫瘤として偶然に発見され

ることもある. 刺激により発生神経の支配領域に
しびれを生じる Tinel 様徴候を呈することがある.

B. 画像所見

1) エコー

皮下組織内に境界明瞭な卵円形低エコー腫瘤を
認める. 腫瘍両端に連続する神経を示す索状低エ
コーがみられることもある. 内部エコーは中心部
がやや高エコー, 辺縁部が低エコーに描出される
ことが多い. カラードプラモードでは内部に豊富
な血流を認め, 後方エコーは不変である[13].

2) MRI

T1 強調像で卵型の低信号腫瘤を呈する(図6-
a). 腫瘍の上下端で紐状の神経組織への連続性を
認める(図6-b). 腫瘍の中央は細胞成分が豊富な
Antoni A 領域, 辺縁は粘液気質に富んだ Antoni
B 領域で構成されるのが典型的なパターンであ
り, T2 強調像では Antoni A 成分の腫瘍中心部で

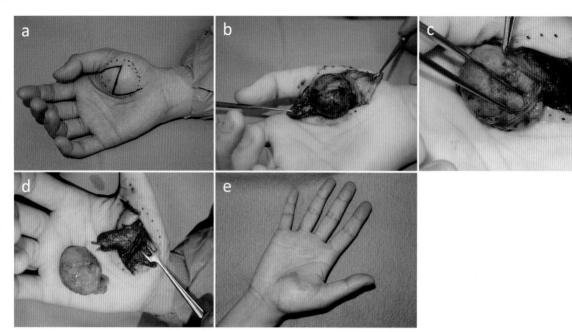

図 7. 33歳，女性．右母指球部神経鞘腫
a：十分に視野を得られるよう，ジグザグの皮膚切開線をデザインした.
b：神経鞘腫を同定した.
c：被膜のみを縦割し，実質に切り込まないように留意し剝離した.
d：被膜下で神経鞘腫を核出した.
e：術後約1年．神経脱落症状や腫瘍の再発を認めず，経過良好である.

低信号，Antoni B成分の辺縁部で高信号を示し，target sign（図6-c）と呼ばれる．神経鞘腫の特徴的な所見だが，神経線維腫でも認める[12)14)].

C．組織所見

皮下の被膜を持つ腫瘍で，腫瘍は細長い核が柵状に並ぶ帯と核の乏しい好酸性の部位（Antoni A 領域）と，方向性がなく細胞成分の疎な部位（Antoni B領域）がみられる．S-100蛋白がびまん性に陽性を示す．病理画像については「Ⅰ．総論 四肢皮膚軟部腫瘍，病理診断」（p.19，図17-c, d）を参照のこと.

3．治　療

A．外科的治療の適応

腫瘍に伴う症状（疼痛，しびれ，筋力低下など）を生じる場合は手術を検討する．一般的に腫瘍の大きさは手術適応の基準とはならないが，腫瘍が急速に増大し，良性悪性の判断が必要な場合は手術を考慮すべきである.

神経鞘腫の手術においては，比較的太い運動または知覚神経から生じることも多く，術後の神経

脱落症状が問題となる．術式としては神経を切断して腫瘍全摘を行う方法，神経線維を温存して腫瘍を核出する被膜下摘出術や被膜間摘出術[15)]などが挙げられる．腫瘍全摘後に切断を要した神経断端の端々縫合もしくは遊離神経移植を32例中8例に要したとの報告では[16)]，いずれも術後完全回復に至ることはなかったとされており，神経機能温存の観点からも，被膜下摘出または被膜間摘出が望ましい．ただし，完全に被膜から剝離できたとしても，神経脱落症状が残存する場合があるため，患者へのインフォームドコンセントは十分に行う必要がある．年齢と腫瘍の大きさ，症状などを考慮した上で手術適応の判断は慎重に行う必要があり，場合によって経過観察も選択肢となる．完全切除を行えば，基本的には再発はみられないとされる.

B．外科的治療

腫瘍摘出にあたっては拡大鏡や顕微鏡などを使用する．残存させる神経線維に侵襲を加えないよう，連続性のある神経の全体像をしっかりと把握

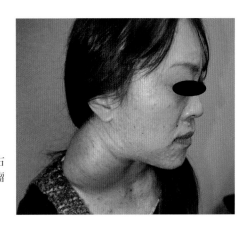

図 8.
32歳，女性．右頚部悪性末梢神経鞘腫
神経線維腫症Ⅰ型の患者．約15以上前より右
頚部腫瘍に対して経過観察していたが，腫瘍
の急速増大を認め，悪性転化が示唆された．

したうえで可能な限り温存できるよう，被膜下ま
たは被膜間で腫瘍を剥離し核出術を行う．腫瘍は
皮下に発生することも多いが，温存すべき神経の
同定を確実に行うために，切除に際しジグザグ切
開を用いるなど，十分な視野を確保できるように
する．腫瘍直上の皮膚を切開し皮下脂肪を分ける
と，神経に連続した光沢のある腫瘍が露出する．
充実性で被膜を有し，周囲組織とは境界明瞭であ
ることが多い．割面は光沢のある灰白色から黄白
色を呈する．長期経過をたどる例では囊胞形成，
出血巣を伴うものもある．

　連続する神経の位置を十分に把握した上で，腫
瘍被膜を縦割して腫瘍の実質に切り込まないよう
に被膜を剥離し，腫瘍を摘出する．神経上膜を切開
する際には，神経の存在部と離れた対側での切開
を行うなど神経損傷に十分留意する．必要に応じ，
神経刺激装置を用いて軸索の連続性を確認する．

4．手術症例

症例2：33歳，女性

　2年前より右母指球部の腫瘍が出現し経過観察
していたが，徐々に増大し母指と示指にしびれが
出現したため切除の方針となった．

　母指球部にジグザグ切開の皮切をデザイン（図
7-a）．エアーニケット220 mmHg駆血下に手術
を開始．皮膚切開後，短母指屈筋および短母指外
転筋下に腫瘍を同定し（図7-b），ルーペを用いて
腫瘍の近位および遠位に指神経束を確認した．被
膜のみとなっている部位を縦割し，実質に切り込
まないように被膜を剥離し（図7-c），腫瘍を核出
した（図7-d）．術後約1年であるが目立った神経
脱落症状を認めず，良好な結果を得られた．

悪性末梢神経鞘腫

1．特　徴

　悪性末梢神経鞘腫（MPNST）は，Schwann細胞
由来の悪性腫瘍で，悪性軟部腫瘍の約7％を占め
る．半数以上の症例は神経線維腫症Ⅰ型に関連し
て発生し，神経線維腫症Ⅰ型の症例の約2〜3％に
生じるとされる．好発年齢は20〜50歳代で，発生
部位は上下肢近位端に多く発生し，次いで体幹，
頭頚部の順となる[17]．

　神経線維腫症Ⅰ型の患者の急速に増大する硬い
腫瘍を見た場合には，MPNSTへの悪性化を疑い
早期の精査が必要となる[18]．神経線維腫症Ⅰ型の
患者の悪性末梢神経鞘腫の生涯発症率は約8〜
13％とされる[19]．なお，MPNSTの発症には放射
線照射の既往との関連があるとされており，全
MPNST患者の10〜20％にその関連が考えられて
いる[20]．

　神経線維腫や神経鞘腫などの良性神経原性腫瘍
との鑑別を要することも多いが，画像のみでの判
断は困難なことが多い．他の悪性軟部腫瘍も鑑別
にのぼるが，背景に神経線維腫症Ⅰ型がない場合
や，内部に神経の走行を疑わせるような紡錘形の
形態を呈さない場合は，非特異的な軟部腫瘍の所
見となる．

2．診　断

A．臨床所見

　急速に増大する固い腫瘍で（図8），紅色調を呈
することが多い．通常激痛があり，しびれなどの
知覚障害や運動機能障害をきたすこともある．神
経の神経線維腫からの発生が多い．

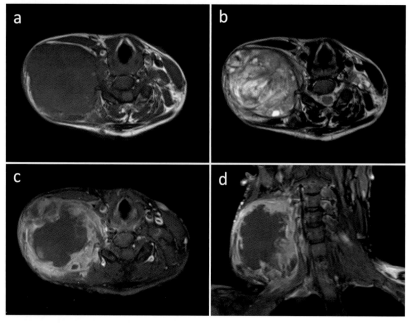

図 9.
悪性末梢神経鞘腫，MRI 画像
  a：T1 強調像（横断面）．低～中等度信号を認める．
  b：T2 強調像（横断面）．高信号を呈するが，出血や壊死を反映して不均一な内部構造を認める．
  c：造影 T1 強調像（横断面）．腫瘍辺縁に不均一な増強効果を認める．中心部は造影効果に乏しく壊死が示唆される．
  d：造影 T1 強調像（縦断面）．同様に腫瘍辺縁に不均一な造影効果を認める．

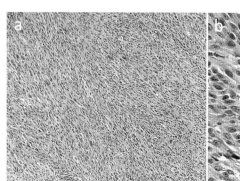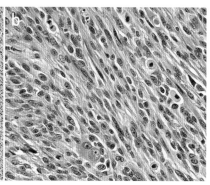

図 10.
悪性末梢神経鞘腫，病理組織学的所見
  a：HE 染色×100．紡錘形細胞を主体とする束状，渦巻き状や柵状の腫瘍細胞の配列が認められる．
  b：HE 染色×400．異型細胞が充実性に増生し，核の大小不同や大型核を有する細胞，核分裂像を認める．

B．画像所見（MRI）

T1 強調像では低～中等度信号（図 9-a），T2 強調像では高信号を呈するが，出血や壊死を反映して不均一な内部構造がみられる（図 9-b）．造影では腫瘍辺縁に不均一な造影効果を認める（図 9-c, d）．この所見は非特異的で，その他の種類の悪性軟部腫瘍との鑑別は困難とされる[14]が，内部に壊死，出血などを伴い，より不均一性を生じている場合や，周囲との境界の不明瞭性，血管増生を反映した非常に強い造影効果，サイズが 5 cm 以上，急速増大を示すなどの所見があれば悪性末梢神経鞘腫を強く疑う[21]．

C．組織所見

紡錘形細胞を主体とする束状，渦巻き状や柵状の腫瘍細胞の配列が認められる（図 10-a）．高度な異型性を呈し，多数の核分裂像などが認められる（図 10-b）．特異的な免疫組織化学的マーカーは存在しない．S-100 蛋白を広範に発現することは稀である．横紋筋芽細胞への分化が認められる場合は悪性 Triton 腫瘍と称され，悪性度が高い．

3．治　療

原発巣の根治的切除術が原則であり，少なくとも 2 cm 以上の側方マージンを確保して切除する．発生部位により広範切除ができない場合や，比較的早期から遠隔転移をきたすこともある．

局所再発率が高く，血行性転移やリンパ行性転移も生じる．転移部位は他の肉腫同様に肺が多い．放射線療法や化学療法も併用されるが，一般的にその効果は低いとされている[22][23]．化学療法として主にイホスファミドやドキソルビシンが用いられるが，確立された良い治療法はない[24]．

再発率も高く，5 年生存率は 40% 程度と予後不

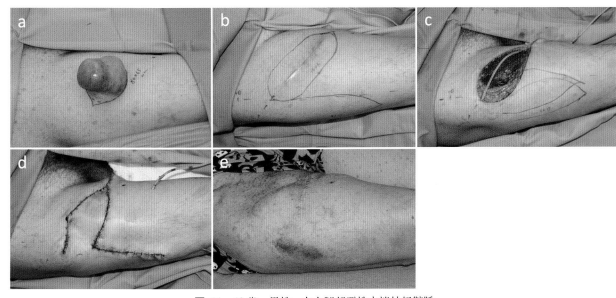

図 11. 48 歳，男性．右大腿部悪性末梢神経鞘腫
　　a：腫瘍切除のデザイン
　　b：腫瘍切除後の瘢痕から 3 cm の水平マージンでの切開線のデザイン
　　c：欠損部は TFL flap による再建の方針とした．
　　d：皮弁は筋膜下で挙上し移植した．
　　e：術後約 9 年．同部位の腫瘍再発や下肢の浮腫等も認めず，歩行にも問題を生じていない．

良である[25]．以前は NF に合併したものはさらに予後が悪いとされていたが，近年その差はなくなってきている[5]．

4．手術症例

症例 3：48 歳，男性

神経線維腫症 I 型の患者．数年前より増大傾向を認める右大腿部軟部腫瘍（図 11-a）に対して全切除後，病理で悪性末梢神経鞘腫の診断となる．

切除の手術瘢痕から 3 cm の水平マージンでの切除（図 11-b）とし，欠損部は大腿筋膜張筋皮弁（TFL flap）による再建の方針とした（図 11-c）．デザインに合わせ皮切を行い，筋膜下〜外側広筋，大腿直筋も一部含めて拡大切除を行った．皮弁は筋膜下で挙上し移植した（図 11-d）．術後約 9 年になるが，同部位の腫瘍再発はなく，下肢の浮腫等も認めず歩行にも問題を生じていない（図 11-e）．しかし，術後 4 年から肺転移を生じたため，ドキソルビシン塩酸塩単独療法 5 クール終了後，パゾパニブ塩酸塩内服投与を行った．その後はエリブリンメシル酸塩 11 クール，トラベクテジン 22 クールによる薬物療法を施行し，経過観察を行っている．

おわりに

神経線維腫，神経鞘腫などは比較的遭遇する頻度の高い疾患であり，それぞれの特徴について体系的に述べた．びまん性神経線維腫では術中出血が問題とされており，十分な術前準備と出血コントロールの工夫が重要となる．神経鞘腫は術後の神経脱落症状に注意を要し，十分なインフォームドコンセントを得たのちに神経線維への侵襲を最小限にする手術を施行する．神経線維腫症 I 型患者では，神経線維腫から悪性末梢神経鞘腫への悪性転化に注意が必要であり，定期的なフォローアップを行いつつ，疑わしい場合には早期の精査が重要である．

参考文献

1) 難病情報センター. https://www.nanbyou.or.jp/entry/3991　神経線維腫症 I 型（指定難病 34）（2021 年 9 月 1 日閲覧）
2) North, K.：Neurofibromatosis type 1：review of the first 200 patients in an Australian clinic. J Child Neurol. 8：395-402, 1993.
3) 中島久弥：【外来で役立つ骨・軟部腫瘍の基礎知

識】外来でよくみられる良性軟部腫瘍のポイント. MB Orthop. **33**(7)：27-35，2020.

4) 清水　宏：あたらしい皮膚科学　第2版. 中山書店，2011.

5) 吉田雄一ほか：日本皮膚科学会ガイドライン　神経線維腫症1型(レックリングハウゼン病)診療ガイドライン2018. 日皮会誌. **128**(1)：17-34，2018.

6) 新村眞人：最新皮膚科学大系11巻，母斑・母斑症・悪性黒色腫. 玉置邦彦ほか編. p104，中山書店，2002.

7) Ferrari, F., et al.：Juvenile xanthogranuloma and nevus anemicus in the diagnosis of neurofibromatosis type 1. JAMA Dermatol. **150**(1)：42-46, 2014.

8) Lubs, M. L., et al.：Lisch nodules in neurofibromatosis type 1. N Engl J Med. **324**(18)：1264-1266, 1991.

9) 皆川知広ほか：当科における von Recklinghausen 病に対する治療経験. 形成外科. **48**(7)：787-793，2005.

10) 山本有平：形成外科医に必要な皮膚腫瘍の診断と治療. p106-107，文光堂，2009.
Summary　形成外科医として必要な皮膚腫瘍について診断や治療方針がまとめられている.

11) 前田　拓ほか：われわれの工夫！'突き錐'を用いた神経線維腫切除時の出血のコントロールの工夫. 形成外科. **57**(7)：810-814，2014.
Summary　神経線維腫手術時の術中出血コントロールに対する手法が記載されている.

12) 山本有平：形成外科医に必要な皮膚腫瘍の診断と治療. p99，文光堂，2009.

13) 白石周一：技術講座　生理　表在腫瘤性病変の超音波検査. 検査と技術. **47**(12)：1362-1369, 2019.
Summary　外来でよく遭遇する皮膚腫瘍の超音波検査所見についてまとめられている.

14) 藤本　肇：【皮膚外科のための皮膚軟部腫瘍診断の基礎】画像診断　皮膚軟部腫瘍診断における画像検査(MRI). PEPARS. **100**：82-94，2015.
Summary　皮膚軟部腫瘍のMRI所見についてまとめられている.

15) 橋本　省：手術手技　私の秘伝―処置・手術のコツ―神経鞘腫の被膜間摘出術. JOHNS. **34**(9)：

1377-1380，2018.
Summary　神経鞘腫における被膜間摘出術について解説されている.

16) 平野　滋ほか：機能温存が出来た被膜下摘出頸部神経鞘腫. 耳鼻臨床. **89**(1)：75-80，1996.
Summary　神経刺激装置を用いた神経鞘腫の被膜下摘出について，文献的考察も交えて報告している.

17) 森井健司：【肉腫―基礎・臨床の最新知見―】肉腫の組織型別治療と成績　悪性末梢神経鞘腫瘍. 日臨. **78**(増刊5肉腫)：661-664，2020.

18) Murphey, M. D., et al.：From the archives of the AFIP. Imaging of musculoskeletal neurogenic tumors：radiologic-pathologic correlation. Radiographics. **19**(5)：1253-1280, 1999.

19) Evans, D. G., et al.：Malignant peripheral nerve sheath tumours in neurofibromatosis 1. J Med Genet. **39**(5)：311-314, 2002.

20) 野崎太希ほか：【軟部腫瘍の画像診断―よくみる疾患から稀な疾患まで―】(第5章)腫瘍性病変　神経・神経鞘　悪性末梢神経鞘腫瘍. 画像診断. **36**(11)：p. s178-s179，2016.

21) Broski, S. M., et al.：Evaluation of(18)F-FDG PET and MRI in differentiating benign and malignant peripheral nerve sheath tumors. Skeletal Radiol. **45**(8)：1097-1105, 2016.

22) Kahn, J., et al.：Radiation therapy in management of sporadic and neurofibromatosis type 1-associated malignant peripheral nerve sheath tumors. Front Oncol. **4**：p. 324, 2014.

23) Zehou, O., et al.：Chemotherapy for the treatment of malignant peripheral nerve sheath tumors in neurofibromatosis 1：a 10-year institutional review. Orphanet J Rare Dis. **8**：127, 2013.

24) 中道美保，大西　清：【形成外科の治療指針 update 2019】皮膚・軟部組織疾患　母斑・神経皮膚症候群　神経線維腫症. 形成外科. **62**(増刊)：S79，2019.

25) Kolberg, M., et al.：Survival meta-analyses for ＞1800 malignant peripheral nerve sheath tumor patients with and without neurofibromatosis type 1. Neuro Oncol. **15**(2)：135-147, 2013.

明日の足診療シリーズⅡ

足の腫瘍性病変・小児疾患の診かた

新刊

監修　日本足の外科学会

早くも大好評シリーズの第二弾が登場！

【腫瘍性病変】では整形外科だけではなく、放射線科、病理の観点から各疾患についてをコンパクトにまとめ、それぞれの特徴的な所見を日常診療の場でもサッと確認ができる構成とし、【小児疾患】では診察、検査をはじめ各疾患を豊富な写真、イラストとともにエキスパート達が解説！
もちろん本書でも豊富な文献サマリーがついて文献 review としても役立ちます。

2021 年 11 月発行　B5 判　368 頁
定価 9,900 円(本体 9,000 円＋税)

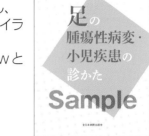

◆目次(予定)◆

腫瘍性病変
＜総 論＞
1. 骨軟部腫瘍の画像診断
   単純 X 線写真／CT／MRI／PET／骨シンチグラフィー／IVR
2. 骨軟部腫瘍の病理の特徴

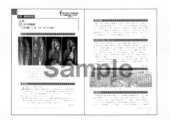

＜各 論＞
1. 良性骨腫瘍
   骨軟骨腫 (足関節・足部)／内軟骨腫／類骨骨腫 (骨芽細胞腫) ほか
2. 悪性骨腫瘍
   骨肉腫／軟骨肉腫／骨転移
3. 骨腫瘍類似病変
   骨嚢腫／線維性骨異形性／骨内脂肪腫　ほか
4. 良性軟部腫瘍
   ガングリオン／血管奇形・血管腫／血管平滑筋腫　ほか
5. 悪性軟部腫瘍
   滑膜肉腫／悪性黒色腫／明細胞肉腫　ほか
6. 軟部腫瘍類似疾患
   粉瘤／リウマチ結節・滑膜炎・滑液包炎／痛風結節
7. 腫瘍と紛らわしい足趾の炎症疾患
   Microgeodic disease／趾炎

小児疾患
＜総 論＞
1. 足の診察
2. 歩行 (うちわ, そとわなど)
3. 画像検査

＜各 論＞
1. 先天性内反足
   1) 診断
   2) 保存療法
   3) 特発性先天性内反足に対する手術療法
2. 先天性腓骨列欠損／脛骨列欠損
3. 先天性下腿偽関節症
4. 先天性内転足
5. 先天性垂直距骨
6. 足根骨癒合症
7. 足部の骨端症
8. 麻痺足
9. 中足骨短縮症
10. 巻き趾
11. 巨趾症
12. 合趾症／多趾症
13. 絞扼輪症候群
14. 過剰骨障害
15. 二分舟状骨とその類縁疾患

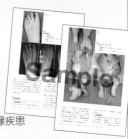

全日本病院出版会　〒113-0033 東京都文京区本郷 3-16-4　Tel：03-5689-5989
www.zenniti.com　Fax：03-5689-8030

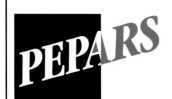

◆特集／まずはここから！四肢のしこり診療ガイド

Ⅱ. 各 論
関節周囲のしこり

小野　真平*

Key Words：ガングリオン（ganglion），粘液嚢腫（mucous cyst），腱鞘巨細胞腫（giant cell tumor of tendon sheath），グロームス腫瘍（glomus tumor）

Abstract　　形成外科医が日常診療で遭遇する機会の多い関節周囲にしこりを呈する疾患を対象に，その概念，診断，治療計画，手術方法を解説する．対象疾患はガングリオン（① 手関節背側，② 腱鞘ガングリオン，③ 粘液嚢腫），腱鞘巨細胞腫，グロームス腫瘍である．ガングリオンは，その発生機序である one way valve mechanism を理解する．治療の本質は嚢胞を切除するのではなく，check valve 構造を破壊することである．腱鞘巨細胞腫は腱滑膜巨細胞腫の限局型である．腱鞘，関節，滑液包などの滑膜から発生する良性腫瘍である．腫瘍の底面は腱鞘と癒着しているため，腱鞘ごと腫瘍を一塊に切除することで再発を予防する．グロームス腫瘍は，皮膚末梢の血流循環調節や体温調節を司っているグロームス器官と呼ばれる特殊な動静脈吻合が過形成したものである．指末節の激しい痛みが特徴であり，知らないと診断できない．腫瘍直上の爪甲をコの字で弁状に挙上して，顕微鏡下で腫瘍を確実に切除する．

はじめに

　形成外科医が遭遇する機会の多い関節周囲にしこりを呈する疾患を，その概念，診断，治療計画，手術方法を中心に解説する．しこりには腫瘍だけではなく，ガングリオンや炎症性疾患も含む．上皮性腫瘍，脈管奇形，神経系腫瘍，脂肪性腫瘍は他稿に譲る．本稿ではガングリオン（① 手関節背側，② 腱鞘ガングリオン，③ 粘液嚢腫），腱鞘巨細胞腫，グロームス腫瘍を解説する．

ガングリオン

　ガングリオンは，関節や腱鞘を発生母地とする嚢胞である．手関節背側，手関節橈掌側，手指屈筋腱鞘（腱鞘ガングリオンと呼ばれる），指節関節（遠位指節間関節（以下，DIP 関節）に発生したものは粘液嚢腫と呼ばれる）に好発する．ガングリオンの発生機序として，one way valve mechanism[1] が提唱されている．関節や腱鞘のストレスによる変性から発生したムチンが嚢胞を形成する．関節や腱鞘の内圧が上昇する度にムチンが嚢胞方向に繰り返し押し出される．嚢胞は関節包周囲の硬い周囲組織（靭帯など）間を伸びている間は細長い"茎"状であるが，皮下脂肪の層などやわらかい組織内に出ると嚢胞は巨大化する．この茎が弁（check valve）の作用をすることで，関節から嚢胞へのムチンは流れるが，嚢胞から関節へのムチンは流れない状態となる（図1）．ガングリオンの治療の本

* Shimpei ONO, 〒113-8603　東京都文京区千駄木 1-1-5　日本医科大学付属病院　形成外科・再建外科・美容外科，准教授

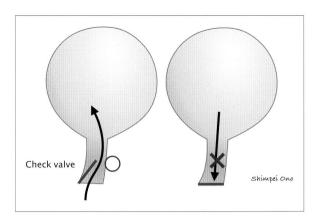

図 1.

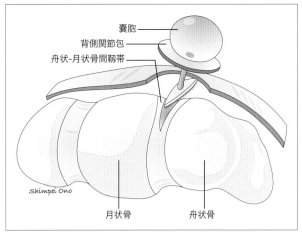

図 2.

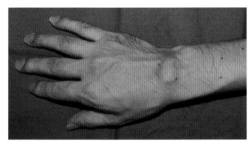

図 3.

質は嚢胞を切除することではなく, check valve 構造を破壊することにある.

1. 手関節背側のガングリオン

A. 概　念

手関節背側のガングリオンは, 舟状-月状骨間靭帯(scaphoid-lunate ligament；S-L ligament)から生じている(図 2)[2].

B. 診　断

1）臨床所見

好発部位に生じ, 皮膚との可動性が良好で深部との可動性が不良な弾性硬の半球状腫瘤である(図 3). 通常は無痛性だが, 30％程度に疼痛を認める[3]. 疼痛の原因は, 手関節背側では後骨間神経, 手関節橈掌側では外側前腕皮神経の圧迫と考えられている.

2）画像検査

エコーでは, 内部が低エコー域で血流がなく, 後方には輝度の高い後方エコー増強が特徴的である. MRI では, 薄く均一な被膜や隔壁を有する単房性または多房性の嚢胞性病変として描出される(図 4). T1 で低信号, T2 で高信号を呈する(表1). 造影で, 線維性の壁がわずかに増強されるが, 内腔に増強効果はみられない.

C. 治療計画

ガングリオンは自然消失し得る疾患のため, 患者に病態を説明し納得してもらったうえで, 経過観察してもよい. 18 G 針での嚢胞穿刺は, 診断を兼ねて行うことがあるが多くは再発する. また動脈, 神経損傷, 感染のリスクもあるため, 患者の強い希望がない限りはお勧めしない. 手術適応は, 嚢胞が大きく整容的な問題がある症例, 関節可動時の痛みや違和感が強い症例に限られる. ガングリオンに対する最も有効な治療法は, 手術による check valve の破壊である. 内視鏡を用いて関節内から弁状構造部分を破壊する方法も報告されている. 弁状構造が破壊されると嚢胞は自然に吸収縮小する.

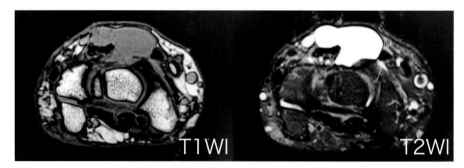

図 4.

表 1.

	T1 強調画像	T2 強調画像	その他
ガングリオン	low	high	脂肪抑制で high
腱鞘巨細胞腫	low〜iso	low と high の混在	Gd で信号強調
神経鞘腫	low	low と high の混在	Gd でリング状に信号強調
血管腫	iso	high	Gd で信号強調
脂肪腫瘍	high	high	脂肪抑制で low

(low：低信号, iso：等信号, high：高信号, Gd：ガドリニウム)

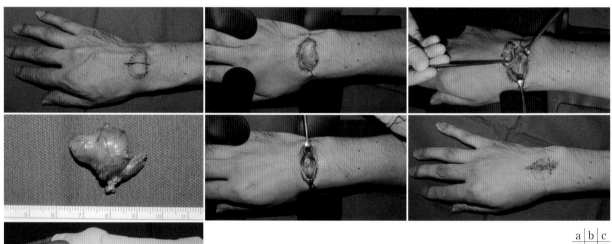

|a|b|c|
|d|e|f|
|g|

図 5.

D．手術方法

　手術は伝達麻酔（または全身麻酔）下に行う．上腕をターニケットで駆血，無血野で手術する．また手術用ルーペや顕微鏡を使用した手術が望ましい．

　まず，腫瘤直上に縦方向の皮膚切開線を作図する（図5-a）．整容面を考慮して，横方向に切開する場合もある．手関節背側ガングリオンは，通常はS-L ligamentから生じている（図2）．そのためS-L Ligamentを展開できる位置に皮膚切開を置くとよい．S-L Ligamentはリスター結節から1〜2 cm遠位に位置する．

　15番メスで皮膚切開をする．囊胞の周囲を剥離していくと，囊胞が伸筋支帯を貫いているのを確認できる（図5-b）．囊胞の遠位の伸筋支帯を縦方向に切開して深部に進入する．伸筋腱を筋鈎で避

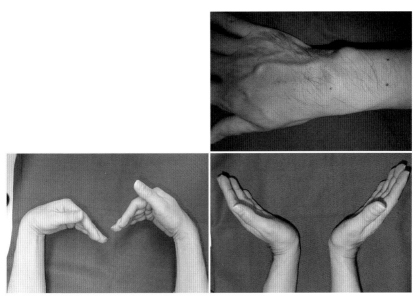

図 6.

けて(長母指伸筋腱を橈側に，総指伸筋腱を尺側に)と，茎が第4コンパートメントの関節包を貫通している部分を確認できる(図5-c)．ガングリオンの剝離中に囊胞が破れると茎が虚脱してわかりづらくなるため，囊胞がやぶれないように慎重に剝離する．万が一破れてしまった場合は，第4コンパートメントの関節包を目印にして囊胞から深部に伸びる線維状の組織を追い，関節包を開放する．

茎が関節包を貫通している部分を確認し，茎を中心にして5〜10 mm四方の正方形で関節包を切開する．関節包は硬いので11番メスを用いて切開するとよい．さらに深部に向かう茎を確認できれば，通常はS-L ligamentから起ち上がっているため，靭帯の背側部分も一部切除する．この際，S-L ligamentを切離しないように注意する．切離してしまい手根不安定症をきたした報告がある[4]．関節包付近で結紮または焼灼すると，茎のcheck valve構造が残っている可能性が高く再発の原因になると考えられる．

手関節背屈時に疼痛を伴う症例では，後骨間神経の終末枝を確認し切除することもあるが，必須の操作ではない．摘出したものを病理組織検査に提出する(図5-d)．上腕のターニケットの駆血を解除し，止血，洗浄する．関節包や伸筋支帯は縫合する必要はない(図5-e)．ドレーンを留置し，皮膚縫合をする(図5-f)．綿球などで皮下の死腔

をつぶすように軽く圧迫し，手関節軽度背屈位でシーネ外固定をする(図5-g)．

E. 術　後

手術当日は，安静，患部冷却，患手挙上を徹底する．術翌日から自宅処置(シャワー洗浄，軟膏，ガーゼを1日1回)を開始する．また術翌日から手関節はシーネ外固定したままで手指の自動運動(6 pack hand exerciseなど)を開始する．手指の浮腫を予防する目的と，伸筋支帯を開放しているため，伸筋腱の癒着を予防する目的である．ペンローズドレーンは術後2〜3日を目途に抜去し，術後2週間で抜糸する．術後1〜2週間はシーネを常時装着する．その後は，手首のサポーターに切り替える．

手関節のシーネがはずれたら，日中2〜3時間ごとに手関節の自動運動と軽い他動運動を開始する．手関節の掌屈，背屈，橈屈，尺屈を痛みのない範囲で行う．本症例の術後6か月の時点での治療成績を提示する(図6)．

F. アウトカム

ガングリオン手術後の再発率は10〜40％と報告より幅があるが，適切に手術をすれば10％程度と考えられている．2015年に報告された1,810例のシステマティックレビューでは，平均再発率は鏡視下手術が6％，観血的手術が21％，穿刺が59％と報告されている[5]．

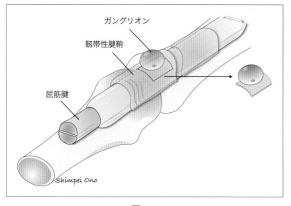

図 7.

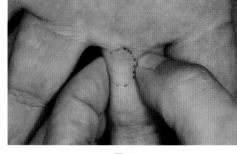

図 8.

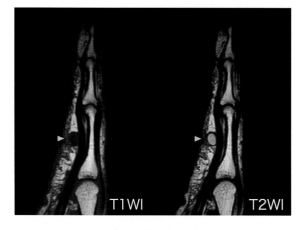

T1WI　　　T2WI

◀図 9.

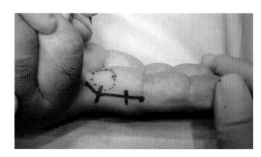

図 10.

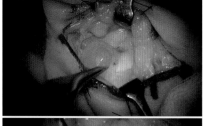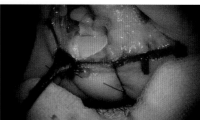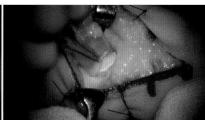

a	b	c
d		

図 11.

2．腱鞘ガングリオン

A．概　念

腱鞘ガングリオンは，手指屈筋腱鞘から発生するガングリオンである（図7）．関節発生のガングリオンと区別して，腱鞘ガングリオンと呼ばれる．

B．診　断

1）臨床所見

屈筋腱鞘上（典型的には指基部）に境界明瞭な硬いしこりを触れる（図8）．腱鞘から発生しているため深部との可動は不良である．患者は，物を握る時に圧痛を訴えることがある．

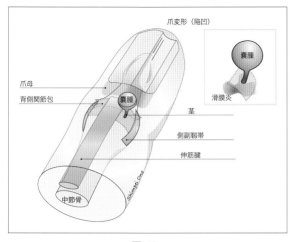

図 12.

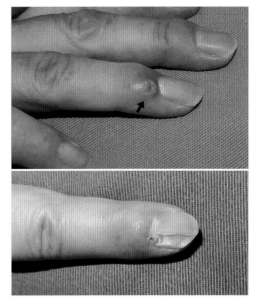

$\frac{a}{b}$

図 13.

2）画像検査

MRI で，T1 で低信号，T2 で高信号を呈する（図9）．

B．治療計画

腱鞘ガングリオンは自然消失する可能性がある．物を握る時に痛みを生じて不快であれば，手術による摘出を検討する．

C．手術方法

手術は伝達麻酔下に上腕をターニケットで駆血して，無血野で手術する．局所麻酔下でも手術は可能であるが，ターニケットを併用した方がよい．その場合，ターニケットペインの関係で，20～30分以内に駆血を解除する．手術用ルーペや顕微鏡を使用しての手術が望ましい．

皮膚切開線を作図する．皮膚切開線は側正中線に一致させると手掌部に手術瘢痕を残さないためリカバリータイムが短く，また術後瘢痕もきれいである（図10）．15番メスで皮膚に垂直に皮膚切開をする．側正中線の皮膚切開から深部の基節骨まで達する．基節骨の骨膜上を掌側方向に剝離していくと，腱鞘とそこから起ち上がるガングリオンを確認することができる（図11-a）．この際，神経血管束は筋鈎で保護する．ガングリオン直下の腱鞘をコの字で切開して弁状に挙上する（図11-b，c）．ガングリオンとその下の腱鞘を摘出し，病理

組織検査に提出する（図11-d）．開放した腱鞘は縫合せず，皮膚縫合をする．

D．術　後

手術当日は，安静，患部冷却，患手挙上を徹底する．術翌日から自宅処置（シャワー洗浄，軟膏，ガーゼを1日1回）を開始する．また術翌日から患指の自動運動を開始する．術翌日から日中は軽作業から可とし，夜間はアルフェンス®シーネで患指を伸展位固定する．術後2週間で抜糸する．

3．粘液嚢腫

A．概　念

指粘液嚢腫は DIP 関節の変形性関節症に続発する．背側関節包から発生した茎が嚢腫に連続しており，DIP 関節から発生したガングリオンと考えられている（図12）．

B．診　断

1）臨床所見

DIP 関節のやや遠位にドーム状で淡紅色や正常皮膚色を呈した単発性で弾性軟の嚢腫を認める（図13-a）．嚢腫の大きさは通常5 mm 程度で，1 cm を超えることは稀である．嚢腫が爪母を圧迫すると爪変形を合併することがある（図13-b）．

2）画像検査

X 線で粘液嚢腫の発生原因となる DIP 関節の変形性関節症を確認する．

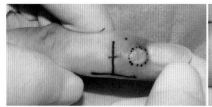
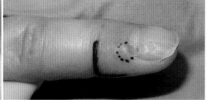

図 14.

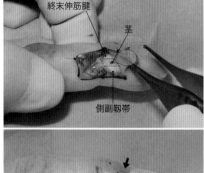

終末伸筋腱
茎
側副靱帯

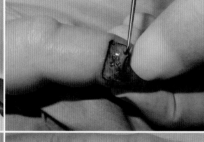
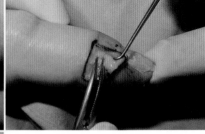
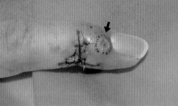
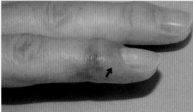

a	b	c
d	e	

図 15.

C．治療計画

患者が囊腫部の痛みを訴えたり，整容面での改善を希望する場合は手術適応となる．爪変形の改善希望も手術適応である．

D．手術方法

指ブロック，指ターニケット駆血下にて，無血野で手術する．手術用ルーペを使用しての手術が望ましい．TまたはL字型の皮膚切開線を作図する（図14）．皮膚切開線がDIP関節の皮線と側正中線に合わせるようにする．以前は終末伸筋腱を挟んだ対側に隠れた囊腫（occult cyst）も確認して切除することが推奨されていたが，現在は囊腫側のみの片側アプローチが推奨されている．

関節包上の層で皮弁上に挙上すると，背側に終末伸筋腱，掌側に側副靱帯を確認できる．その間が背側関節包と呼ばれ，構造上弱い部分になる．この部分から囊腫側に起ち上がる茎（root）が確認できる（図15-a）．皮弁挙上の際に茎を切離するとムチンが漏出する．茎が確認しづらい症例ではDIP関節を他動的に屈曲するとムチンが漏出する（または関節包の弱くなっている）部分を確認できることが多い（図15-b）．茎の周囲（または関節包の弱くなっている部分）を15番メスで四角に切開

し，その深部にある滑膜を先の細いモスキートで可及的に切除する（図15-c）．

開放した関節包は縫合する必要はない．皮膚縫合をし（図15-d），ガーゼ，布テープで軽く圧迫固定する．囊腫を切除せずとも，茎を処理することで，囊腫はまるで萎んだ風船のようになる（図15-e）．

E．術　後

手術当日は，安静，患部冷却，患手挙上を徹底する．術翌日から自宅処置（洗浄，軟膏，ガーゼを薄めに貼付，テープで固定）を開始する．指背側からDIP関節伸展位，近位指節間関節（以下，PIP関節）はフリーで動かせるようにアルフェンス®シーネ外固定する．抜糸は術後2週間が目安である．術後2週間は，アルフェンス®シーネでDIP関節の動きを制限することが重要である．その間に開放した関節包が線維性被膜で覆われる．術後2週間経過したら，日中は自由とし，夜間のみアルフェンス®シーネで伸展位固定をさらに2週間継続する．指先に負荷がかかる仕事をしている場合は，コーバン™テープやサージカルテープをDIP関節周囲に巻いて仕事をするとよい．また指用のゴム製サポーターも有用である．

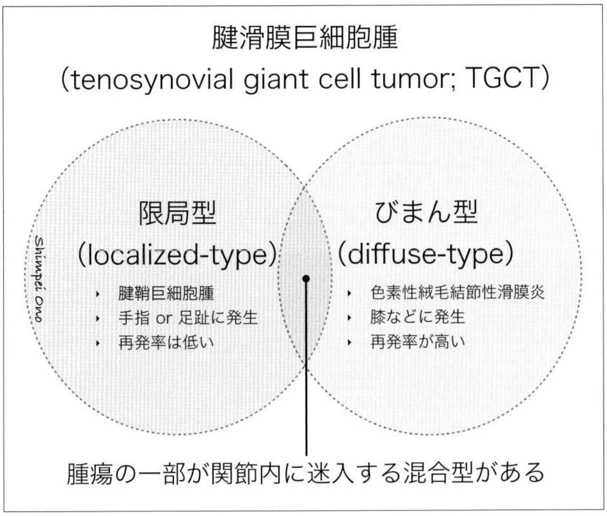

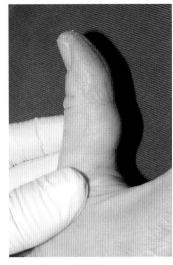

腱滑膜巨細胞腫
(tenosynovial giant cell tumor; TGCT)

限局型
(localized-type)
- 腱鞘巨細胞腫
- 手指 or 足趾に発生
- 再発率は低い

びまん型
(diffuse-type)
- 色素性絨毛結節性滑膜炎
- 膝などに発生
- 再発率が高い

Shinpei Ono

腫瘍の一部が関節内に迷入する混合型がある

図 16.

図 17.

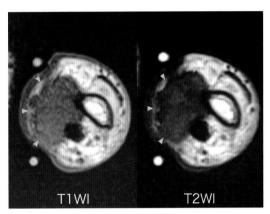

T1WI　　T2WI

図 18.

腱鞘巨細胞腫

A．概　念

腱鞘巨細胞腫(giant cell tumor of tendon sheath；GCTTS)は後述する腱滑膜巨細胞腫(tenosynovial giant cell tumor；TGCT)の限局型である．腱鞘，関節，滑液包などの滑膜から発生する良性腫瘍である．

腱鞘巨細胞腫や色素性絨毛結節性滑膜炎(pigmented villonodular synovitis；PVS)は，臨床的には異なる腫瘍に見えるが，病理学的には同一の像を呈するため混乱が生じていた．2013 年に WHO は，両腫瘍を腱滑膜巨細胞腫として 1 つのカテゴリーに統一した[6]．さらに，限局型(localized-type)とびまん型(diffuse-type)の 2 つに分類した(図 16)．手・指に発生する腱鞘巨細胞腫は限局型である．一方で，膝関節や股関節などに発生する色素性絨毛結節性滑膜炎はびまん型である．しかし，手・指の症例のなかに，腫瘍の一部が関節内に迷入している症例があり，池田らはこれらを限局型とびまん型と中間の性格を有した「混合型」と呼ぶことを提唱している．

B．診　断

1）臨床所見

手指や足趾に発生する弾性硬の無痛性腫瘤である(図 17)．腫瘍と腱鞘との癒着により深部との可動性が不良である．

2）画像検査

X 線で骨侵食像や圧排像を認めることがある．MRI で腫瘤は，T1 で低信号(〜等信号)，T2 で低信号(と高信号の混在)を呈する(図 18)．ヘモジデリン沈着を反映して T1，T2 ともに低信号を示すことが多いが，腫瘍内に様々な細胞が混在するため，画像所見も一律ではない．

C．治療計画

手術による摘出が原則である．

D．手術方法

手術は伝達麻酔または全身麻酔下に行う．上腕のターニケットで駆血して，無血野で手術する．手術用ルーペや顕微鏡を使用しての手術が望ましい．

腫瘍直上に皮膚切開線を作図する(図 19)．腫瘍が掌側に存在する場合は zig-zag 切開，腫瘍が背

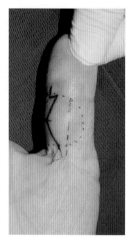

◀図 19.

	a	b
c	d	e

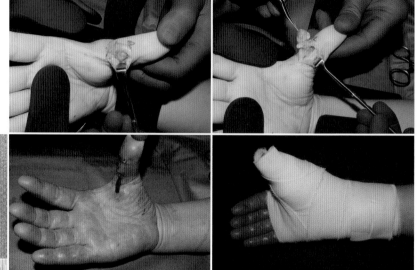
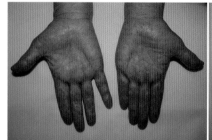

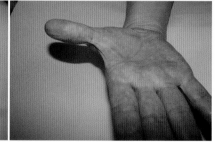

図 20.

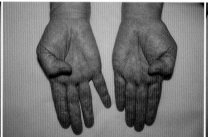

図 21.

側に存在する場合は，縦切開またはゆるいS字状切開がよい．DIP 関節の背側に病変がある場合はH字状切開も展開しやすい．15番メスで皮膚切開をする．

皮膚切開をすると，線維性被膜に覆われた黄褐色（黄白色）の腫瘍を確認することができる（図20-a）．この際，神経血管束が腫瘍に圧排されて薄くなっていて同定しづらいことがあり注意を要する．神経血管束は同定したらベッセルループで保持・牽引するか，筋鉤で保護するとよい．腫瘍を被膜上で剝離していくと，腫瘍の底面は腱鞘と癒着しているため，腱鞘ごと腫瘍を一塊に切除する（図20-b）．腫瘍を病理組織検査に提出する（図20-c）．

切除した腱鞘は修復せず，ペンローズドレーンを留置し，皮膚縫合する（図20-d）．母指伸展位でシーネ外固定する（図20-e）．

E．術 後

手術当日は，安静，患部冷却，患手挙上を徹底する．術翌日から自宅処置（シャワー洗浄，軟膏塗布，ガーゼ貼付を1日1回）を開始する．また術翌日から母指の自動運動（特に指節間関節（以下，IP

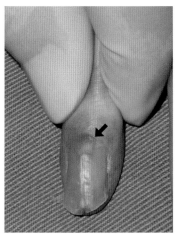

図 22.

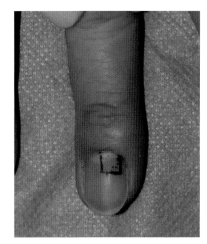

図 23.

関節)の自動屈伸運動)を開始する．2〜3時間に1回が目安である．ペンローズドレーンを留置した場合は術後2〜3日を目途に抜去する．術後1週間程度で日常生活の軽作業から可とし，夜間はアルフェンス®シーネでIP関節，中手指節関節(以下，MP関節)を伸展位で固定する．術後2週間で抜糸する．提示症例の術後15か月の治療成績を提示する(図21)．

F．アウトカム

局所再発は9〜44％の報告がある．上記の高い再発率は，対象とした症例に，混合型やびまん型が紛れていると考えられ，単純な限局型では再発率は10％以下であると考えられる．

グロームス腫瘍

A．概　念

グロームス腫瘍は，皮膚末梢の血流循環調節や体温調節を司っているグロームス器官と呼ばれる特殊な動静脈吻合が過形成したものである．過誤腫(腫瘍と奇形(形態発生異常)の中間的な性格の病変)と考えられている．

B．診　断

1）臨床所見

爪下に暗赤色の病変が透見できることが多い(図22)．指末節の激しい痛みが特徴であり，Carroll が提唱した3徴，①疼痛，②圧痛，③寒冷時痛，が有名である[7]．また，痛みのある部位をピンで圧迫すると強い痛みが誘発される(Love's pin test)[8]．

2）画像検査

X線では末節骨に異常を認めないことが多い．稀に類骨骨腫のように末節骨内に円形の透瞭像を認めることがある．エコーでは低エコー領域として描出される．最も描出の感度が高いMRIでは，境界明瞭な円形で，T1で低信号，T2で高信号を呈する．ダイナミック造影で早期から著明に造影される．ただし，病変が1mm以下だと描出されないことがある．

C．治療計画

手術による摘出が原則である．病変が小さい(＜1mm)場合，臨床所見からはグロームスを強く疑うが，画像で描出されないことがあり判断に迷う．この場合，より高解像度のエコーやMRIで再検査するか，患者との相談により慎重に手術適応を判断するしかない．

D．手術方法

指ブロック，指ターニケット下にて，無血野で手術する．顕微鏡下での手術が望ましい．

腫瘍直上の爪甲にコの字状に切開線を作図する(図23)．11番メスと剪刀で爪甲をメスでコの字に切開し，中枢側を茎にして弁状に挙上する(図24-a)．多くの場合，腫瘍は爪甲下に存在するためこ

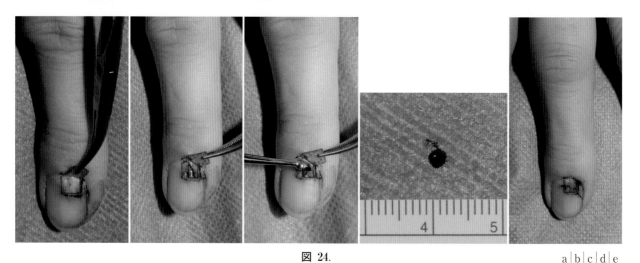

図 24.

a|b|c|d|e

の段階で何もみえない．爪床を11番メスで縦切開
すると，すぐ直下に透明（またはややピンク色）
で，境界明瞭な腫瘤を確認できる（図24-b）．先の
細い剝離鉗子，エレバラスパ，先の小さな鋭匙等
で腫瘤を周囲から剝離する（図24-c）．腫瘤を病理
検査に提出する（図24-d）．爪甲を元に戻してナイ
ロン糸で2か所程度，縫合する（図24-e）．この
際，爪下血腫のドレナージを効かせたいので，密
に縫合しない方がよい．サージカルテープで固定
する施設もある．

E．術　後

手術当日は，安静，患部冷却，患手挙上とする．
術翌日から自宅処置（シャワー洗浄，軟膏，ガーゼ
を1日1回）を開始する．通常は2〜3日で出血の
浸み出しはなくなる．術後2週間で抜糸する．抜
糸後にカットした爪甲が浮くようであればサージ
カルテープで固定継続またはトップコート（爪に
塗るジェル）で補強する．浮かなければ，そのまま
爪が生え代わるのを待つ．爪が完全に生え代わる
のには半年から1年かかる．

参考文献

1) Andren, L., et al.：Arthrographic studies of wrist ganglions. J Bone Joint Surg. **53**A：299-302, 1971.
2) Angelides, A. C., et al.：The dorsal ganglion of the wrist：its pathogenesis, gross and microscopic anatomy, and surgical treatment. J Hand Surgery Am. **1**：228-235, 1976.
3) 福本恵三ほか．手関節の有痛性ガングリオンの検討と手関節の神経支配について．形成外科．**38**：1037-1042，1995.
4) Duncan, K. H., et al.：Scapholunate instability following ganglion cyst excision；a case report. Clin Orthop. **228**：250-253, 1988.
5) Head, L., et al.：Wrist ganglion treatment：systematic review and meta-analysis. J Hand Surg A. **40**：546-553, 2015.
6) Somerhausen, N. de S. A., et al.：Tenosynovial giant cell tumour. WHO Classification of Tumours of Soft Tissue and Bone, 4th ed, International Agency for Research on Cancer. 100-103, 2013.
7) Carroll, R. E., et al.：Glomus tumors of the hand. J Bone Joint Surg. **54**：691-703, 1972.
8) Love, J. G.：Glomus tumors. Proc Staff Meet Mayo Clinic. **19**：113-116, 1944.

PEPARS　No.181：67-73, 2022

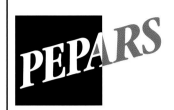

◆特集／まずはここから！四肢のしこり診療ガイド

Ⅱ. 各 論

脂肪性腫瘍
—脂肪腫，血管脂肪腫，脂肪腫症，異型脂肪腫様腫瘍，脂肪肉腫など—

桑原　大彰*

Key Words：脂肪性腫瘍(adipocytic tumours)，脂肪腫症(lipomatosis)，補助療法(adjuvant therapy)，肉腫(sarcoma)，切除縁(surgical margin)

Abstract　　脂肪性腫瘍は良性，悪性ともに一般診療で最も多く遭遇する軟部腫瘍であるため，そのバラエティに富んだ組織型や悪性度ごとの治療方針を各人が理解する必要がある．本稿では外科腫瘍学の一端に触れ，腫瘍切除縁や補助療法についても参考にして頂きたく，脂肪性腫瘍の概説を悪性軟部腫瘍の診断から治療の実際を交えて述べる．

はじめに

　軟部腫瘍の発生頻度は10万人対比で約300〜400人とやや多い．一方で悪性軟部腫瘍は3〜4人，全がん比率1%と稀な疾患であり，下肢に好発する傾向がある．多くの組織型分類を有し，ALK, NTRK など融合遺伝子による亜型や分子病理学的疾患概念の追記などで細分化される中，発症が稀な各疾患の治療を選択する際に統計学的有意差を見出すのは難しい場合がある．その中にあって良性，悪性とも一般臨床で最も多く遭遇するのが脂肪性腫瘍である．本邦における統計では良性軟部腫瘍のうち約40%は脂肪腫であり，悪性も同様に約40%が脂肪肉腫である[1]．

　近年の遺伝子検査や画像診断，補助療法の発展

により多くのがん種は生存率を向上させ治療の選択も拡がっている．遠隔転移を伴わない肉腫の治療第一選択は拡大切除が推奨され，局所再発と遠隔転移を制御することが肉腫治療の大原則である．体幹部に発生した場合には，拡大切除と必要に応じた胸腹壁再建(硬性再建と軟部再建)を行い，機能損失は一般に大きくない(図1)．一方で深部発生した四肢軟部肉腫では周囲に重要な神経血管束が走行し，また複数の筋切除を要することがあるため補助療法を併用して患肢温存手術を試みる．本稿では脂肪性腫瘍の概説を悪性軟部腫瘍の診断から治療の実際を交えて述べる．

脂肪性腫瘍の分類

　骨軟部腫瘍に関する WHO 分類が2020年に7年ぶりに改訂され[2]，脂肪性腫瘍の項では 1. Atypical spindle cell/pleomorphic lipomatous tumour (異型紡錘形細胞/多形脂肪腫様腫瘍), 2. Myxoid pleomorphic liposarcoma(粘液型多形脂肪肉腫)

* Hiroaki KUWAHARA, 〒211-8533　川崎市中原区小杉町 1-383　日本医科大学武蔵小杉病院形成外科，講師/皮膚がんセンター，センター長

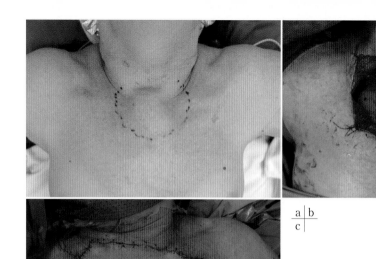

図 1.
a：胸壁浸潤を認める軟部肉腫
b：胸壁合併拡大切除後．胸腔内臓器が露出している．
c：メチルメタクリレートとナイロンメッシュを用いた硬性再建と，皮弁による
皮膚軟部組織再建術後

が追記された．良性腫瘍である異型紡錘形細胞/多形脂肪腫様腫瘍が中間腫瘍の異型脂肪腫様腫瘍（以前の高分化型脂肪肉腫）と異なる点は，脱分化型脂肪肉腫への転化や遠隔転移がないことであるが，不完全な切除による高い再発率を持つことには留意すべきである．また一般に肉眼的臨床診断のみで脂肪性腫瘍のいずれかを判断することは困難であり，各疾患概念を熟知し必要に応じて画像検査や生検など術前評価を綿密に行い，最終病理・遺伝子診断と併せて適切な治療を提供する必要がある（表1）．

散発性脂肪性腫瘍の多くは原因不明であるが，発生頻度は低いものの遺伝的素因が判明しているものもある．その中で Li-Fraumeni syndrome，Gardner syndrome，Neurofibromatosis，Retinoblastoma は様々な悪性軟部腫瘍を発症することがあり注意を要する．また女性に高い有病率を持ち保存的治療では難治性で激痛を伴う Adiposis dolorosa は，本邦でも比較的有病率の高い線維筋痛症との鑑別を要し，またその激しい疼痛で精神疾患の合併に注意が必要であるため，これら疾患も日常診療で常に念頭に置き治療にあたられたい（表2）．

診　断

脂肪性腫瘍は多くの疾患と同様に，問診，触診や視診よって良悪性と炎症性疾患の鑑別が可能な場合がある．特に疼痛を有する場合は血管脂肪腫の可能性があり非脂肪性腫瘍（血管平滑筋腫，グロムス腫瘍，血管腫，悪性末梢神経鞘腫を含む神経系腫瘍など）を鑑別に挙げる．さらに発症が急性である場合は結節性筋膜炎や血腫，腫瘍内出血なども疑う．これらを除くと良悪性を問わず軟部腫瘍のほとんどは無痛性であり，悪性であっても月単位での増大傾向を示すことが多い．

表 1. WHO Classification of Tumours 5th Edition, Volume 3 より引用. 赤字は 2020 年に追加された項目

【Benign：良性】
- Lipoma NOS：脂肪腫
    - Intramuscular lipoma（筋肉内脂肪腫）
    - Chondrolipoma（軟骨脂肪腫）
- Lipomatosis：脂肪腫症
    - Diffuse lipomatosis（びまん性脂肪腫症）
    - Multiple symmetrical lipomatosis（多発対称性脂肪腫症）
    - Pelvic lipomatosis（骨盤脂肪腫症）
    - Steroid lipomatosis（ステロイド脂肪腫症）
    - HIV lipodystrophy（HIV 脂肪萎縮症）
- Lipomatosis of nerve：神経脂肪腫症
- Lipoblastomatosis：脂肪芽腫症
    - Localized（lipoblastoma）
    - Diffuse（lipoblastomatosis）
- Angiolipoma NOS：血管脂肪腫
    - Cellular angiolipoma（富細胞血管脂肪腫）
- Myolipoma：筋脂肪腫
- Chondroid lipoma：軟骨様脂肪腫
- Spindle cell lipoma：紡錘形細胞脂肪腫
- Atypical spindle cell/pleomorphic lipomatous tumour：異型紡錘形細胞/多形脂肪腫様腫瘍
- Hibernoma：褐色脂肪腫

【Intermediate（locally aggressive）：中間腫瘍】
- Atypical lipomatous tumour：異型脂肪腫様腫瘍

【Malignant】
- Liposarcoma, well-differentiated, NOS：高分化脂肪肉腫
    - Lipoma-like liposarcoma（脂肪腫様脂肪肉腫）
    - Inflammatory liposarcoma（炎症性脂肪肉腫）
    - Sclerosing liposarcoma（硬化性脂肪肉腫）
- Dedifferentiated liposarcoma：脱分化型脂肪肉腫
- Myxoid liposarcoma：粘液型脂肪肉腫
- Pleomorphic liposarcoma：多形型脂肪肉腫
    - Epithelioid liposarcoma（類上皮脂肪肉腫）
- Myxoid pleomorphic liposarcoma：粘液型多形脂肪肉腫

表 2. 脂肪腫症関連疾患の一覧

	成因/診断	男女差	特徴	好発部位	組織	鑑別
Multiple symmetric lipomatosis[3] (Madelung disease)	常優, *BAT **UCP-1	15-30：1	飲酒との関連 メタボリックシンドローム	対称びまん性 頸部, 上肢	成熟脂肪組織増殖	肥満, HIV クッシング症候群
Dercum disease[4] (Adiposis dolorosa)	不明/除外診断	1：5-30	激しい痛み（灼熱感） 精神疾患との関連	四肢 骨盤領域	脂肪腫	線維筋痛症 Lipedema lipomatosis
Angiolipomatosis[5]	常優, 常劣 ***RB1	若年男性多	1〜4 cm 程度の多発腫瘍 有痛	体幹・四肢	血管脂肪腫	§NF1
Familial multiple lipomatosis[6]	常優 +PALB2	男＝女	無痛, 有痛の場合も Angiolipomatosis 合併	頸部, 肩部	脂肪腫	神経線維腫 §§MEN1
Cowden syndrome[7]	常優 ++PTEN	男＜女	皮膚粘膜症状 甲状腺癌, 乳癌 肝疾患の合併	皮膚, 消化管 乳腺, 甲状腺	脂肪腫 過誤腫	§§§FAP
Gardner syndrome[8]	常優 +++APC	男＜女	FAP 骨腫/軟部腫瘍合併	頭蓋骨/長管骨 顔面, 四肢	脂肪腫 骨腫	Peutz-Jegher FAP
Li-Fraumeni syndrome[9]	常優 ++++TP53	500 家系程度	多重がん	副腎, 乳腺 骨, 軟部 中枢神経	がん腫	網膜芽細胞腫
その他	Proteus syndrome, PTEN hamartoma tumor syndrome, Retinoblastoma, Multiple endocrine neoplasia, Neurofibromatosis,					

*Brown adipose tissue, **uncoupling protein 1, ***retinoblastoma 1, +Partner and localier of BRCA2, ++phosphatase and tensin homolog deleted on chromosome 10, +++adenomatous polyposis coli, ++++Transformation-related protein 53, §Neurofibromatosis type 1, §§Multiple endocrine neoplasia type 1, §§§Familial adenomatous polyposis

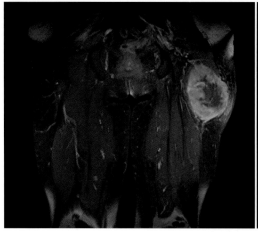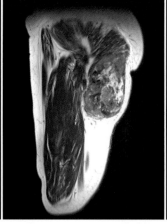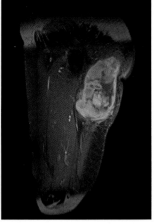

図 2.

a | b | c

a：MRI(Gd 造影脂肪抑制 T1 強調冠状断像)．大腿皮下から大殿筋内に造影効果を有し腫瘍の内部には壊死を認める．

b：MRI(T2強調矢状断像)．不均一な信号を呈する腫瘤，拡散強調では辺縁に高信号を呈する．

c：MRI(Gd 造影脂肪抑制 T1 矢状断像)．造影剤を用いると特に脂肪性腫瘍の評価は T2WI で困難になり脂肪抑制をかけた T1 強調像で読影する．腫瘍は坐骨神経への浸潤が疑われた．

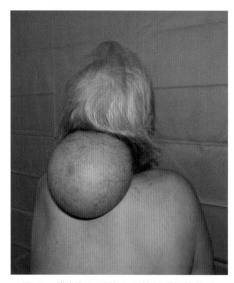

図 3. 後頸部に発生した紡錘形細胞脂肪腫(Spindle cell lipoma)

1．画像診断

脂肪性腫瘍の画像診断には CT，MRI が汎用される．MRI は軟部腫瘍の組織成分の明度が鮮明であり，特に造影剤を用いることで悪性腫瘍を含めた質的評価に有用である(図2)．筆者は MRI で T1，T2 とも脂肪と同信号である腫瘍で，脂肪抑制で造影剤の取り込みが確認される場合は高分化型の脂肪肉腫(異型脂肪腫様腫瘍)を，T2 高信号お

よび DWI 高信号など粘液信号が混在すれば粘液型脂肪肉腫を疑い生検を行っている．

また治療方針を決定するための病期分類に対しても画像診断が有用である．筆者は所属リンパ節や肺転移評価のため CT を，腫瘍径や切除マージンの設定と補助療法の必要性評価につき原発部の MRI を行っているが，肺外転移の感度が高い PET/CT を用いることもある．四肢原発の悪性軟部腫瘍が疑われた場合，組織型，深部発生か否か，腫瘍径などにもよるがおよそ5％前後に肺転移を認める．腫瘍径が5 cm 以下の T1 でも深部発生した高悪性度肉腫の場合は肺転移 19％に及ぶ(異時性であることに注意)との報告もある[10]．

2．生　検

画像診断で悪性を否定できない場合は生検を行う．特に5 cm を超える軟部腫瘍は悪性が疑われるため生検が推奨されている．しかし脂肪性腫瘍は良性であっても 10 cm を超えることも少なくないため(図3)，筆者は5 cm 以上であっても脂肪性腫瘍全例に対して生検を行うことはしない．上記画像診断や発症経過と照らし合わせて必要に応じて行うことにしている．軟部腫瘍の針生検には簡易的で一定量の組織採取が可能な core needle biopsy(CNB)を行う．マンモトームで使用される

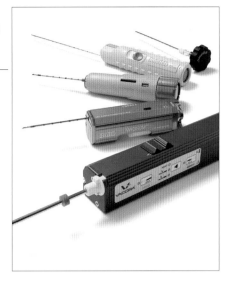

図 4.
手前が吸引式組織生検用針，奥は CNB 用の
自動生検針

吸引式組織生検用針はサイズが太いものの安全により多く組織採取が可能である．しかし軟部腫瘍の針生検術は算定点数が低いため（乳腺腫瘍画像ガイド下吸引術に比べて），比較的安価なディスポーザブル自動生検針（バード™モノプティ™など）を用いている（図 4）．この際留意すべき点が 2 点ある．① 生検時に針が突き出すタイプを使用する際に深部播種をさせないようにする．つまり腫瘍径が小さいものは CNB の適応はなく，使用する際には針のストローク長を理解した上で高性能の超音波機器を用い針先が腫瘍を突き抜けないように注意する．② 悪性腫瘍であった場合に必要な拡大切除±再建術を生検時から考慮し，四肢であれば長軸に沿って行い，大血管や神経から距離を隔てた刺入を心がけ，切除が予定される組織以外を犯さないルートを選択する．

　切除生検を行う場合は無計画な切除（Unplanned excision）は避けられたい．四肢に発生した場合は肥厚性瘢痕やケロイド防止の観点から長軸に対し垂直に切開線を置くことが散見されるが，肉腫の拡大方向が長軸であることを念頭に置き長軸方向に向けられたい．計画性の有無によらず 5 年生存率に差がないとの報告もあるが，拡大切除マージンが不明になり R0 切除（病理学的断端陰性）が担保できずに不要であるかもしれない補助療法を行わざるを得ないことがある（図 5）．

治療計画

1．手術方法

A．良性腫瘍の場合

　腫瘍内（被膜内）に切り込まず，かつ正常組織の損傷を避け線維性癒着を切離するのみで摘出すれば良い．特に浅層発生であれば切開線は短く設定が可能であり，熟練すると仮に線維性癒着の強い

a | b

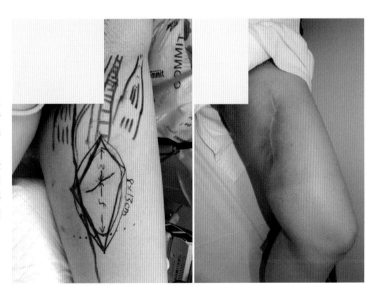

図 5.
a：良性腫瘍が疑われ，水平方向の皮切で摘出後に粘液型脂肪肉腫と診断された．MRI と PET/CT 画像を参考に切除予定部をシミュレーションし前回瘢痕部と筋肉（縫工筋，内転筋）を含めて拡大切除を行った．切除断端は陰性であったが一部に腫瘍近接が疑われ術後放射線治療を追加した．
b：術後 3 年，局所再発と遠隔転移を認めない．

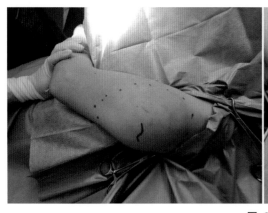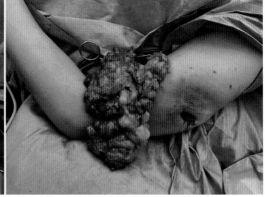

図 6.

a│b

a：上腕部に発生した脂肪腫．四肢に発生した'良性'腫瘍は長軸に直交す
　るように切開線をデザイン

b：線維性癒着のみを切離して腫瘍を摘出すれば合併症は生じない．

多房性腫瘍であっても出血や神経損傷などの合併症に十分配慮しながら腫瘍径に対して 1/6 程度の切開線で摘出が可能である（図 6）．ただし半盲目的作業を有することもあり，神経血管束を確実に避けられる自信がない場合は小切開に拘らないようにし約 1/2 程度から行うと良い．また背部など皮膚が厚い部位では切開線は比較的長くなる．

B．悪性腫瘍の場合

悪性軟部腫瘍の治療は拡大切除による R0 切除を完遂し，局所再発と遠隔転移を制御することが第 1 原則である．しかし四肢の悪性軟部腫瘍は患肢温存手術が優先されるため，一様に拡大切除のみを行わない．浅層発生の悪性軟部腫瘍に対しては腫瘍から 3 cm のマージンを設定する．切除範囲に筋肉や粗性筋膜，関節などを介せば，悪性度や組織型によっても異なるがこれをバリアとしマージンを低減することが可能である．深部発生した場合は，大神経血管束を避け四肢機能を温存する目的で術前または術後に補助療法を要する場合がある（次項に記載）．エビデンスは高くないものの，生検など前回手術部位を有する場合は瘢痕を含めて切除縁を設定する．

2．補助療法

深部発生した四肢悪性軟部腫瘍は，患肢温存手術を目的とした補助療法の併用が体幹部と比較して多い．神経血管束に近接している場合の腫瘍径縮小目的や，患肢温存手術（辺縁切除）に加えた術後補助療法目的あるいは切除断端陽性であった場合の術後照射として放射線療法が用いられる．また発生部位や組織悪性度で術後化学療法の併用も検討する．このように四肢原発の悪性軟部腫瘍は十分な拡大切除が行えない場合もあるもののその治療成績は向上してきている．Beane JD ら[11]は 141 名の四肢軟部肉腫に対して患肢温存手術単独群（N＝71）と外部照射併用群（N＝70）のランダム化比較試験を行い，低悪性度群（N＝91），高悪性度群（N＝91：術後に化学療法施行）いずれも局所再発は外部照射併用群で有意に低いことを報告した（しかし全生存率では差がなかったことに注意）．Dagan R ら[12]は 317 名の非転移性四肢悪性軟部腫瘍（うち 86％が高悪性度）に対して術前放射線治療を併用した結果，切除縁によらず（拡大切除 VS 辺縁切除）局所制御率に変化はなかったと報告した．また放射線療法を用いる場合に術前と術後いずれが良いかという議論はあるが，現在のところ有意差がないとする研究が多い．脂肪肉腫に対する化学療法についてはドキソルビシン塩酸塩，イホスファミド，エリブリンメシル酸塩などの選択肢があるものの非円形細胞肉腫に対する化学療法の効果は限定的であり高悪性度肉腫に対する補助療法として考慮する．

最後に

本稿では悪性軟部腫瘍に対する補助療法につい

ても述べたが，発症が稀である悪性軟部腫瘍の疾患ごとの感受性を考慮した評価は困難なことが多く，各組織型が一様に評価される場合が多いことを理解する必要がある．

参考文献

1）全国骨・軟部腫瘍登録一覧表．日本整形外科学会骨・軟部腫瘍委員会/国立がん研究センター編，2015.

2）Soft Tissue and Bone Tumours. WHO Classification of Tumours 5th edition, Volume 3. IARC, 2020.

3）Gomes da Silva, R., et al.：Multiple symmetric lipomatosis. J Cutan Med Surg. **15**(4)：230-235, 2011.

4）Herbst, K. L. H., et al.：Subcutaneous Adipose Tissue Diseases：Dercum Disease, Lipedema, Familial Multiple Lipomatosis and Madelung Disease. In：Endotext［Internet］. South Dartmouth（MA）：MDText. com, Inc.；2000-2019 Dec 14.

5）Panagopoulos, I., et al.：Consistent Involvement of Chromosome 13 in Angiolipoma. Cancer Genomics Proteomics. **15**：61-65, 2018.

6）Reddy, N., et al.：A rare case of familial multiple subcutaneous lipomatosis with novel PALB2 mutation and increased predilection to cancers. Hematol Oncol Stem Cell Ther. **9**：154-156, 2016.

7）Liaw, D., et al.：Germline mutations of the PTEN gene in Cowden disease, an inherited breast and thyroid cancer syndrome. Nat Genet. **16**：64-67, 1997.

8）Juhn, E., Khachemoune, A.：Gardner syndrome：skin manifestations, differential diagnosis and management. Am J Clin Dermatol. **11**(2)：117-122, 2010.

9）Schneider, K., et al.：Li-Fraumeni Syndrome. In：Seattle（WA）：University of Washington, Seatle；1993-2021.

10）Fleming, J. B., et al.：Utility of chest computed tomography for staging in patients with T1 extremity soft tissue sarcomas. Cancer. **92**(4)：863-868, 2001.

11）Beane, J. D., et al.：Efficacy of adjuvant radiation therapy in the treatment of soft tissue sarcoma of the extremity：20-year follow-up of a randomized prospective trial. Ann Surg Oncol. **21**(8)：2484-2489, 2014.

12）Dagan, R., et al.：The significance of a marginal excision after preoperative radiation therapy for soft tissue sarcoma of the extremity. Cancer. **118**(12)：3199-3207, 2012.

PEPARS No.181：74-81, 2022

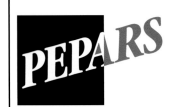

◆特集／まずはここから！四肢のしこり診療ガイド

Ⅱ．各 論
筋増殖疾患，筋原性腫瘍

野村 正[*1] 原 仁美[*2] 寺師浩人[*3]

Key Words：増殖性筋炎(proliferative myositis)，骨化性筋炎(myositis ossificans)，血管平滑筋腫(angioleiomyoma)，平滑筋肉腫(leiomyosarcoma)，横紋筋肉腫(rhabdomyosarcoma)

Abstract 本稿で述べる筋肉に由来する増殖疾患は日常診療で頻繁に遭遇する疾患ではない．さらに画像診断で特徴的な所見を有するものは少なく，診断が困難な場合も多い．常に悪性疾患を念頭に診療し，診断に迷う場合は積極的に生検を行う．外傷後の腫瘤で石灰化を認めるものは骨化性筋炎を疑う．四肢で有痛性の硬結は血管平滑筋腫が鑑別に挙がる．表在性平滑筋肉腫は皮膚型と皮下型があり，切除様式に相違がある．横紋筋肉腫は複数診療科での集学的治療が必要であり，エキスパートに紹介することも検討する．

はじめに

本稿では，筋肉に由来する増殖疾患や腫瘍について概説する．これらは日常診療で頻繁に遭遇する疾患ではない．さらに画像診断で特徴的な所見を有するものは少なく，診断が困難な場合も多い．常に悪性疾患を念頭に診療し，診断に迷う場合は積極的に生検を行う．

[*1] Tadashi NOMURA, 〒650-0017 兵庫県神戸市中央区楠町7-5-2 神戸大学大学院医学研究科形成外科学，准教授
[*2] Hitomi HARA 同大学大学院医学研究科整形外科学，助教
[*3] Hiroto TERASHI, 同大学大学院医学研究科形成外科学，教授

筋増殖疾患

骨化性筋炎(myositis ossificans)や増殖性筋炎(proliferative myositis)がある．ともに筋肉内に生じる反応性の増殖性疾患で非腫瘍性病変である．

1．骨化性筋炎(myositis ossificans)

A．診 断

1）臨床所見

典型的な経過としては，外傷後の疼痛や圧痛に始まり，数週後には比較的境界明瞭な腫瘤として触れる．外傷歴が明らかでないこともある．80%の症例では四肢に生じ，大腿では大腿四頭筋や大殿筋に，上肢では上腕筋が好発部位とされる[1]．

2）画像診断

本疾患の特徴的な画像所見は石灰化であるが，外傷の初期には単純X線やCTでは軟部陰影の増強に留まり，石灰化は稀である．4～6週で徐々に石灰化が明らかとなる．石灰化は辺縁部から始ま

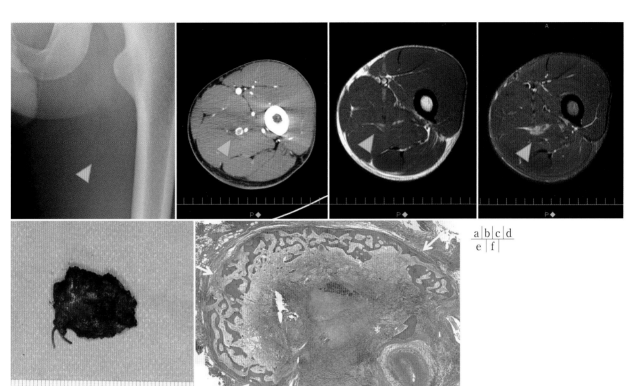

図 1. 症例 1：大腿部化骨性筋炎

a：単純 X 線像
b：CT 像
c：MRI T1 強調画像
d：MRI T2 強調画像．やや高信号を呈した．
(a〜d の矢頭は病変を示す.)
e：摘出標本
f：病理組織像弱拡大．腫瘍辺縁の石灰化(zoning phenomenon)を認める(矢印).

ることが特徴的である[1]．MRI では T2 強調画像で不均一な高信号を呈する[2]．

3）生　検

病歴や画像診断から診断可能であるが，5 cm を超えるものは悪性軟部腫瘍との鑑別目的で針生検や部分生検を検討する．小病変で深部に存在する場合は，切除生検を検討する．

4）鑑別疾患

悪性では骨肉腫(傍骨性，骨外性)，軟骨肉腫が，良性では傍骨性骨軟骨異形増生，異所性骨化や骨化した血腫，骨化性線維粘液腫瘍などが挙げられる．組織学的には骨外性骨肉腫との鑑別が重要とされ[1]，骨化性筋炎では中央部が未熟で辺縁部が成熟した層状骨(zoning phenomenon)が特徴的である[1]．

B．治療計画

ほとんどの症例が 1 年以内に消退するため，保存的加療とする[3]．軽快しない場合は摘出術を考慮する．

症例 1：23 歳，男性(図 1)

特に誘因なく 5 年前より左大腿内側に疼痛を認めた．単純 X 線像ならびに CT 像で石灰化を認め，当科を紹介された．MRI，T2 強調画像は高信号であった．静脈奇形など血管性病変を疑い，摘出術を行ったところ骨化性筋炎の診断を得た．術後，疼痛は消失した．

2．増殖性筋炎

　主に筋膜や皮下組織に生じて急速に増大する反応性の良性腫瘤である結節性筋膜炎と類似の臨床経過を示す病変のうち，主座が骨格筋内にあるものを Kern が proliferative myositis と命名したことに始まる[4]．比較的急速に増殖するため，軟部肉腫との鑑別をしばしば要する．

A．臨床所見や治療計画など

　初発症状として硬結を触れることもあるが，深部病変では硬結を触れず，疼痛や圧痛を愁訴として受診することもある．急速に増大するため，しばしば未分化肉腫など軟部悪性腫瘍との鑑別が必要となる．針生検や摘出生検を検討する．治療は摘出が原則となる．

血管平滑筋腫

　WHO 分類では pericytic（perivascular）tumor に分類される血管中膜の平滑筋の増殖により生じる良性軟部腫瘍である[5]．下肢に多く発生する．病理組織学的に血管腔が小さく充実性部分の多い solid type，血管腔がかなり大きく明瞭で一見静脈の形態を示す venous type，血管腔が著明に拡張し，一見海綿状血管腫に類似している cavernous type の 3 型に分類される[6][7]．

A．診　断

1）臨床所見

　四肢の皮膚や皮下に好発し，境界明瞭な硬い腫瘤として生じる．有痛性の腫瘤として自覚することが多い．経過は緩徐であり，3 cm 以下の小さなものが多い．

2）画像診断

　MRI の T1 強調像で低信号，T2 強調像で高信号と描出されることが多いが，特徴的な画像所見に乏しいとされる[8]．Venous type や cavernous type では血流を反映してガドリニウム（Gd）造影で比較的強く造影されるのが特徴であるが，特異的ではない．このような所見は悪性軟部腫瘍の所見と類似するため，しばしば鑑別が問題となることも多い[8]．時に石灰化がみられ，単純 X 線で描

出されることもある．

3）生　検

　悪性軟部腫瘍との鑑別が困難な場合は生検を考慮する．小病変は切除生検を，数 cm 以上であれば切開生検を検討する．

4）鑑別疾患

　神経鞘腫，筋周皮腫，グロムス腫瘍，静脈奇形，悪性軟部腫瘍

B．治療計画

　全摘出が原則である．しばしば主要血管を含む場合もあり，摘出には注意を要する．

　症例 2：49 歳，男性，左手掌血管平滑筋腫（図 2）
　初診より約 7 年前に左手掌に腫瘤を自覚した．近医整形外科を受診したところ，悪性軟部腫瘍も疑われるとのことで，当科を紹介された．当科初診時 46×40 mm の境界明瞭な皮下腫瘤で，左中指末節部橈側に知覚鈍麻を認めた．CT 像では，示指尺側固有掌側指動脈が腫瘍内を走行していた．MRI の T1 強調画像では筋肉と等信号，T2 強調画像で不均一な高信号であった．悪性の可能性も否定できず，局所麻酔下に切開生検を行い病理組織学的に「平滑筋腫」が疑われたため，後日全身麻酔下に全摘出を行った．示指尺側固有掌側指動脈は腫瘍内を走行しており，腫瘍近位でクランプし，示指の血流に問題がないことを確認の上，切断した．病理組織所見では，血管周囲に同心円状に分布する平滑筋束から連続するように，平滑筋束が錯綜して増生しており，solid type の血管平滑筋腫と診断した．

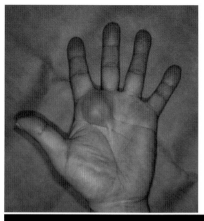

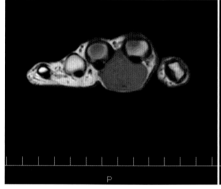

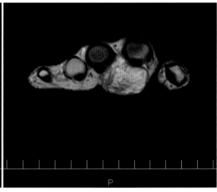

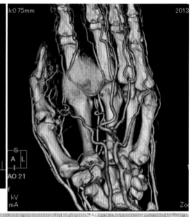

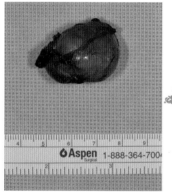

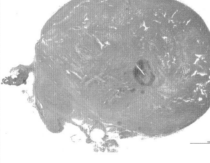

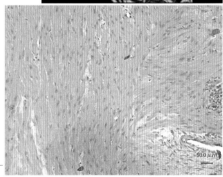

a		
b	c	d
e	f	g

図 2. 症例 2：左手掌血管平滑筋腫

a：臨床所見

b：MRI T1 強調画像．筋肉とほぼ等信号であった．

c：MRI T2 強調画像．不均一な高信号を呈した．

d：3DCT 像

e：摘出標本

f：病理組織像，弱拡大

g：強拡大

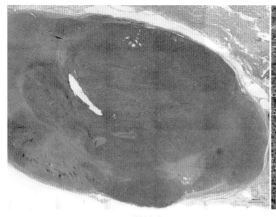

| a．弱拡大 | b．強拡大 |

図 3．平滑筋肉腫の病理組織像

平滑筋肉腫

　平滑筋からの分化を主体とした軟部肉腫であり，多くは脈管の平滑筋から発生するとされる．WHO 分類では smooth muscle tumor に分類される[9]．深部では後腹膜，腹腔内，子宮などが好発部位である．一方，体表では皮膚皮下に発生する表在性平滑筋肉腫として分類され，50～70 歳代の中高年の四肢に好発する．表在性平滑筋肉腫はさらに皮膚立毛筋由来の皮膚型と，皮下脈管由来の皮下型に細分化される[10]．

A．診　断
1）臨床所見
　四肢の表在性平滑筋肉腫は通常境界明瞭な腫瘍として触れる．皮膚型では紅斑や潰瘍を生じることがあるが，皮下型は通常皮膚色である．

2）画像診断
　局所については，特徴的な所見はない．診断が得られた後に，PET や CT による遠隔転移の検索は必須である．

3）生　検
　通常の肉腫同様，5 cm を超えるような大きな腫瘍では針生検や切開生検を検討する．全摘後に病理組織検査で悪性所見が判明するいわゆる unplanned excision となった場合は追加広範切除を検討する．HE 染色では，紡錘形の腫瘍細胞の増殖が確認される（図3）．免疫染色では抗 α-SMA 抗体が高率に陽性を示す．

4）鑑別疾患
　隆起性皮膚線維肉腫，未分化肉腫，粉瘤など

B．治療計画
　治療は外科的切除が原則である．腫瘍から数 cm の切除マージンをつける広範切除が原則となるが，皮膚型は皮下型に比べて再発が少ないことから，皮膚型で低悪性度であれば狭いマージンでも再発は少なく[11]，3～5 cm といった切除範囲は必ずしも必要ではない．

横紋筋肉腫

　WHO 分類では骨格筋腫瘍に分類される[12]小児固形がんの代表的な疾患である．横紋筋組織を主体とする軟部肉腫であり，頭頸部や四肢などの横紋筋組織に発生することが多いが，後腹膜，腹腔や泌尿器系から発生することもある．病理組織型により，胎児型，胞巣型，多形型，紡錘細胞/硬化型の亜型に分類される．小児では胎児型が最も多いとされ，胞巣型は遠隔転移しやすく予後不良である．

A．診　断
1）臨床所見
　皮下腫瘤として触れる．初期では比較的柔らかい腫瘤として触れるが，増大するとともに硬くなる．

表 1. IRS-V リスク分類

胎児型	I	II a	II b	II c	III 眼窩	III 眼窩	III 眼窩以外	III 眼窩以外	IV	IV
group / stage		N0 NX	N1	N1	N0 NX	N1	N0 NX	N1		
1（予後良好部位）	Low A					Low B				
2（不良部位）										
3（不良部位）							Intermediate			
4（遠隔転移）									＜10 歳 Intermediate	≧10 歳 High

胞巣型	I	II a	II b	II c	III 眼窩	III 眼窩	III 眼窩以外	III 眼窩以外	IV
group / stage		N0 NX	N1	N1	N0 NX	N1	N0 NX	N1	
1（予後良好部位）	Intermediate								
2（不良部位）									
3（不良部位）									
4（遠隔転移）									High

（文献 16 より引用改変）

2）画像診断

MRI は腫瘍の解剖学的な局在の評価に優れる．単純 MRI では筋肉とほぼ等信号で描出されるが，病変内の出血や壊死を伴う場合は不均一となる．造影 MRI では造影効果がみられる．CT 像は病変部のコントラストが不良となることがあるが，骨破壊や肺転移の描出に優れるため，MRI と相補的に利用され，様々な造影効果を呈する[13]．FDG-PET は腫瘍部分の集積増加があり，転移検索に有用である．

3）生　検

通常の軟部肉腫と同様，悪性が疑わしい場合は，切開生検を検討する．病理組織学的検査に提出するとともに，融合遺伝子の検討を含む遺伝子診断用に凍結標本採取の準備も行う[14]．胞巣型では PAX3-FOXO1 や PAX7-FOXO1 の融合遺伝子が発現するものが多くを占める．

4）鑑別疾患

病理組織学的には，線維肉腫，硬化性類上皮線維肉腫，平滑筋肉腫，未分化肉腫，悪性 Triton 腫瘍などが挙げられる[15]．

B．治療計画

治療前に画像上から算定されるステージ分類（Staging）を，生検や摘出などの治療後グループ分類（Grouping）を行い，さらに組織型や部位を組み合わせたリスク分類があり，これらに準じて治療を行う[16]．米国横紋筋肉腫研究グループ（IRSG）の第 5 世代臨床試験 IRS-臨床試験におけるリスク分類を示す（表 1）．化学療法は VAC 療法（ビンクリスチン，アクチノマイシン D，シクロフォスファミド）が標準的療法である．四肢原発病変では，リンパ節転移が比較的高いことや病期分類に必要なことから，臨床的転移がなくてもリンパ節のサンプリングを検討する[16]．診断ならびに治療には，整形外科，腫瘍内科，放射線科，小児例では小児科など複数診療科の関与が必須であることから，診断が疑わしい時点でエキスパートに紹介すべき疾患である．

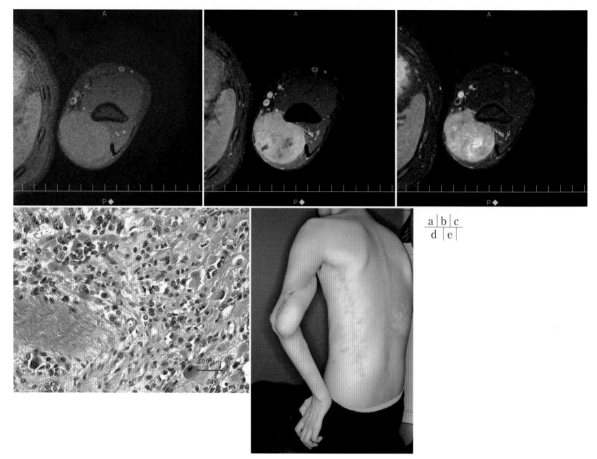

図 4. 症例 3：肘部横紋筋肉腫
a：MRI T1 強調画像　　　　　　b：MRI T2 強調画像. やや高信号を呈した.
c：造影 MRI　T1 強調画像　　　d：病理組織像弱拡大
e：広背筋皮弁移植後

症例 3：16 歳, 男性. 左肘胎児型横紋筋肉腫(図 4)

初回手術で上腕骨遠位内側, 肘頭を関節包ならびに内側側副靭帯, 尺骨神経を含む広範切除を行い, 検体から腫瘍のみ取り除き術中体外照射後に体内に戻して肘関節を再建し, 尺骨神経は神経移植を行った. 初回手術術後に VAC 療法, 41.4 Gy の放射線照射ならびに自家末梢血幹細胞移植併用大量化学療法を行い, さらに肘のプレート露出に対する有茎広背筋皮弁移植や肺転移に対する病変切除も施行した. 初回治療から 4 年 8 か月経過し, 無病生存中である.

まとめ

本稿で述べた筋増殖疾患や血管平滑筋腫は肉腫との鑑別が重要となる. 肉腫との鑑別が困難な場合は生検を考慮すべき疾患である. 表在性平滑筋肉腫には, 皮膚型と皮下型があり, ともに広範切除が必要であるが, 皮膚型は 1 cm 程度のマージンで良い. 横紋筋肉腫は, 複数診療科による集学的治療が必須である.

参考文献

1) Goldblum, J. R., et al.：Enezingr and Weiss's Soft Tissue Tumors, 6th ed. 926-930, Elsevier, 2014.
2) Oliveira, A. M., et al.：WHO classification of tumors, Soft tissue and bone tumors, 5th ed. 53-54, International Agency for Research on Cancer, 2020.
3) Simmonds, J., et al.：A rare case of pediatric

nontraumatic myositis ossificans in the posterior triangle. Int J Pediatr Otorhinolaryngol. **84**：116-118, 2016.

4) Kern, W. H.：Proliferative myositis；a pseudosarcomatous reaction to injury：a report of seven cases. Arch Pathol. **69**：209-216, 1960.

5) Matsuyama, A.：WHO classification of tumors, Soft tissue and bone tumors, 5th ed. 186-187, International Agency for Research on Cancer, 2020.

6) 森本典夫：血管筋腫（血管平滑筋腫）の臨床病理学的研究. 鹿児島医誌. **24**：663-688，1973.

7) 宮村　聡ほか：手指から手関節に発生した血管平滑筋腫 9 例の検討. 日手会誌. **32**：425-428, 2016.

8) 佐々木裕美ほか：当科における手に発生した腫瘍の臨床的，画像的特徴についての検討. 日手会誌. **37**：967-971，2021.

9) Dry, S. M., et al.：WHO classification of tumors, Soft tissue and bone tumors 5th ed. 195-197, International Agency for Research on Cancer, 2020.

10) Fields, J. P., et al.：Leiomyosarcoma of the skin and subcutaneous tissue. Cancer. **47**：156-169, 1981.

11) Porter, C. J., Januszkiewicz, J. S.：Cutaneous leiomyosarcoma. Plast Reconstr Surg. **109**：964-967, 2002.

12) Rudzinski, E. R.：WHO classification of tumors, Soft tissue and bone tumors, 5th ed. 201-204, International Agency for Research on Cancer, 2020.

13) 藤川あつ子ほか：小児の画像診断，画像診断医が知るべき厳選重要疾患　小児腫瘍. 臨画像. **33**：220-236，2017.

14) 太田　茂：【小児の治療指針】血液・腫瘍，横紋筋肉腫. 小児診療. **81**（Suppl）：498-502，2018.

15) 北條　洋：【軟部腫瘍：変化する疾患概念】紡錘（形）細胞型・硬化型横紋筋肉腫. 病理と臨. **34**：572-583，2016.

16) 日本小児血液・がん学会編：小児がん診療ガイドライン 2016 年版第 2 版. 251-299, 金原出版, 2016.

PEPARS

バックナンバー一覧

各号定価 3,300 円(本体 3,000 円+税).ただし,増大号のため,No. 123,135,147,159,171 は定価 5,720 円(本体 5,200円+税).
在庫僅少品もございます.品切の場合はご容赦ください.
　　　　　　　　　　　　　　　　　　　(2021 年 12 月現在)

掲載されていないバックナンバーにつきましては,弊社ホームページ(www.zenniti.com)をご覧下さい.

2022 年　年間購読　受付中!
年間購読料　42,020 円(消費税込)(送料弊社負担)
(通常号 11 冊+増大号 1 冊:合計 12 冊)

click

全日本病院出版会　　　　　　　検索

PEPARS No.181：83-92, 2022

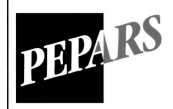

◆特集／まずはここから！四肢のしこり診療ガイド

Ⅱ. 各 論
線維芽細胞/筋線維芽細胞性腫瘍

森 智章*1 中山ロバート*2

Key Words：結節性筋膜炎(nodular fasciitis)，手掌/足底線維腫症(palmar/planter fibromatosis)，デスモイド型線維腫 (desmoid type fibromatosis)，軟部孤発性線維性腫瘍(solitary fibrous tumor)，粘液線維肉腫(myxofibro-sarcoma)

Abstract 線維芽細胞/筋線維芽細胞由来の軟部腫瘍は病理形態学的特徴と分子遺伝学的特徴により，35 種類の腫瘍に分類され，個々の腫瘍により臨床学的特徴や経過，治療方法が異なる．本稿では，形成外科の先生が特に遭遇する可能性がある，結節性筋膜炎，手掌/足底線維腫症，デスモイド型線維腫(デスモイド)，軟部孤発性線維性腫瘍(SFT)，粘液線維肉腫を取り上げた．結節性筋膜炎，手掌/足底線維腫症は良性に分類される腫瘍であり，デスモイド，SFT は中間悪性，粘液線維肉腫は悪性に分類される．典型例では，臨床所見と画像所見で診断が予想可能だが，生検による確定診断が必要なことも多い．軟部腫瘍の病理診断は，十分な経験を有する病理医が少ないことから，病理診断で正しい診断に至らぬ症例も多い．それゆえに特に悪性軟部腫瘍が疑われる症例，診断に苦慮する症例，臨床経過が一般的ではない症例などは躊躇せず軟部肉腫専門病院への紹介を検討すべきであると考える．

はじめに

軟部腫瘍は，近年の病理診断技術の進歩より，形態学的な要素に加えて，分子遺伝学・分子細胞生物学的要素を加味して分類されるようになった．2020 年に改訂された WHO Classification of Tumours(Soft Tissue and Bone Tumours)の第5版[1]においては，その分化傾向から，軟部腫瘍だけで 100 以上の腫瘍に細分化されている．これらの腫瘍は，① 線維芽細胞や筋線維芽細胞由来，② 脂肪細胞由来，③ 線維組織球由来，④ 血管ないし血管周皮細胞由来，⑤ 骨格筋ないし平滑筋組織由来，⑥ 骨軟骨由来，⑦ 消化管間質腫瘍(GIST)，⑧ 末梢神経鞘由来，⑨ 分化傾向不明に大別されている．

本稿では，その中で線維芽細胞や筋線維芽細胞由来の腫瘍を取り上げる．線維芽細胞ないし筋線維芽細胞由来とされている腫瘍だけでも 35 種類存在するが，特に形成外科の先生が日常診療で遭遇する可能性がある結節性筋膜炎，手掌/足底線維腫症，デスモイド，軟部孤発性線維性腫瘍，粘液線維肉腫を中心に解説したい．なお，線維芽細胞由来の腫瘍である隆起性皮膚線維肉腫については別稿を参考されたい．

結節性筋膜炎(nodular fasciitis)

結節性筋膜炎は皮下に発生する良性の筋線維芽細胞由来の腫瘍である．自然消退することも多く，以前は非腫瘍性の炎症性病変と考えられていたが，近年 *USP6* の融合遺伝子を有する病変であることが確認され[2]，軟部腫瘍の一種に分類されている．

1. 臨床所見

結節性筋膜炎は全ての年代に発生する腫瘍であ

*1 Tomoaki MORI，〒160-8582 東京都新宿区信濃町 35 慶應義塾大学医学部整形外科，助教
*2 Robert NAKAYAMA，同，専任講師

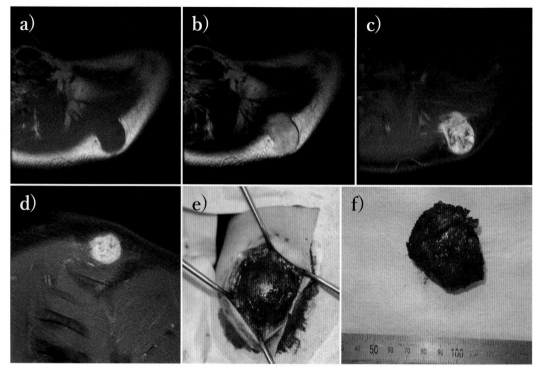

図 1. 結節性筋膜炎(15 歳，女性．左肩甲部筋膜上)
MRI にて左肩甲部の皮下に T1 強調画像で低信号(a)，T2 強調画像でやや高信号(b)，Gd 造影
T1 強調で不均一に増強される(c，d)，4×3×3 cm 大の腫瘍を認める.
腫瘍は一部筋肉内に浸潤しており，切除生検を施行し(e，f)，結節性筋膜炎の診断となった.

るが，特に 30 歳までの若年者に発生することが多く，70 歳以上の症例は少ない．上腕，体幹，頭頸部の皮下組織から筋肉内，特に筋膜表面に好発するとされている．一方で手足や後腹膜での発生は極めて稀である．典型的には 2，3 か月の間に急速に増大する，有痛性の結節であることが多く，2 cm 以下のものが大半であるが，稀に 5 cm より大きな腫瘍も存在する．また，頭皮下に発生する結節性筋膜炎は，2 歳以下の幼児に発生することが知られており，特に男児に多いとされる．外傷歴を有する患者は 10％程度であるとされる．一般的には自然消退することが多いことで知られるが，3 か月以上疼痛が持続し，皮下結節として残存することもある．

2．画像所見

MRI 上は Gd で淡く造影される腫瘍として検出される(図 1)．T1 強調画像では筋肉と等信号，T2 強調画像では内部の粘液に富む間質を反映して高信号に映ることも多い．内部は均一で，腫瘍の辺縁は明瞭である．腫瘍周辺には炎症細胞の浸潤が認められるため，画像上腫瘍周辺部に筋膜に沿って造影効果のある fascial tail sign を認めることもある[3]．

3．生 検

臨床的に結節性筋膜炎を疑わせる 2 cm 以下の皮下腫瘤については，自然消退する可能性も考え，生検をせずに経過観察する．しかし，大きさが 5 cm 以上のもの，症状が持続するもの，筋肉への浸潤を伴うものについては，悪性軟部腫瘍も鑑別に挙がるため，生検を施行する．生検は腫瘍が筋膜より浅層に位置し，2 cm 以下のものであれば，切除生検(腫瘍皮膜をつけて，一塊として切除)を行うことが許容される．5 cm 以上であれば悪性を疑い，針生検ないし切開生検を行う[4]．切開生検は悪性軟部腫瘍の切除を行うことができる軟部肉腫専門病院*で行うのが望ましい．

病理組織については，核異型は認めず，多形に乏しい線維芽細胞の花筵状の増殖が認められるが，核分裂像をしばしば認める．間質は粘液に富み，微小囊胞性間質変化(microcystic stromal change)をしばしば認める．また，腫瘍の境界領域にはしばしば炎症細胞浸潤が認められる．免疫学的染色では，筋線維芽細胞で陽性となる SMA は陽性となることが多い．近年，*USP6* 遺伝子の再構成を FISH 法(fluorescence *in-situ* hybridization)を用いて，診断に苦慮する結節性筋膜炎を診断することが試みられており，極めて有用な診断方法であることが知られている[5]．

*四肢の軟部肉腫の専門的な治療が可能な施設．軟部肉腫の治療実績，軟部肉腫専門医，がん薬物療法専門医，病理医，定期的に肉腫の検討会が行われていることなどが条件になっている．
https://hospdb.ganjoho.jp/rarespecialhosp/index.html

4．鑑別疾患

臨床所見では，疼痛を伴う皮下の小結節として頻度の高い血管系腫瘍(血管腫や血管平滑筋腫など)や神経鞘腫や，猫ひっかき病やサルコイドーシスなどの炎症性疾患との鑑別が必要となる．身体所見では，Tinel like sign(神経系腫瘍)の有無，体位による腫瘤の大きさの変化や疼痛の変化(血管系腫瘍)の有無，MRI では target sign(神経鞘腫)や，flow void の有無(血管系腫瘍)を確認する．

再発することは極めて珍しいため，切除後の再発が疑われる場合には，初回に切除した検体の病理を確認する必要がある．

5．治　療

前述のように自然消退ないし，疼痛が改善する症例が多いため，臨床学的に結節性筋膜炎が強く疑われる場合には，経過観察を行う．半年以上症状が続く場合については，確定診断も兼ねて切除を検討する．切除を行った場合の再発率は一般的には低いとされている．

手掌/足底線維腫症(Palmar/plantar fibromatosis)

手掌線維腫症(Dupuytren 型線維腫症)と足底線維腫症は病理組織学的には同一の形態を有する良性軟部腫瘍である．

1．臨床所見

手掌線維腫症は，手掌ないし手背に発生する線維性腫瘍であり，腱に沿って発生する．50％以上の症例において両側に発生することで知られる．男性は女性に比して3倍多く発生すると言われ，高齢者が多く，30歳代以下の症例は少数である．腫瘍は3cm 以下の索状の無痛性の硬結として自覚されることが多いが，進行は緩徐である．進行期には手指の拘縮をきたす．

足底線維腫症は，足底の非荷重部位である，内側足底アーチの腱膜(いわゆる土踏まず)に多く発生する腫瘍であり，35％の症例において両側に発生することで知られる．年齢は手掌線維腫症と異なり，半数以上は30歳代以下に発生すると言われており，小児例も報告が多い．小児例では女児が多いとされる．腫瘍の大きさは手掌線維腫症と同様3cm 以下のことが多く，進行も緩徐ではあるが，歩行時の痛みを自覚されることもある．手掌線維腫症と異なり，拘縮をきたすことは少ない．また，手掌線維腫症と足底線維腫症が合併した報告もあり，およそ5～20％で併発すると言われている．

ともに疫学的には，てんかん，糖尿病，アルコール性肝硬変の既往，喫煙歴が関係していると言われているが，そのメカニズムに関しては不明である．

2．画像所見

MRI 上は T1 強調画像では筋肉と等信号から低信号，T2 強調画像では低信号からわずかに高信号，Gd 造影 T1 強調画像では増強されない．

3．生　検

臨床的に明らかなことが多く，生検を必要としないことが多い．

組織学的には，異型に乏しい核を有する均一な

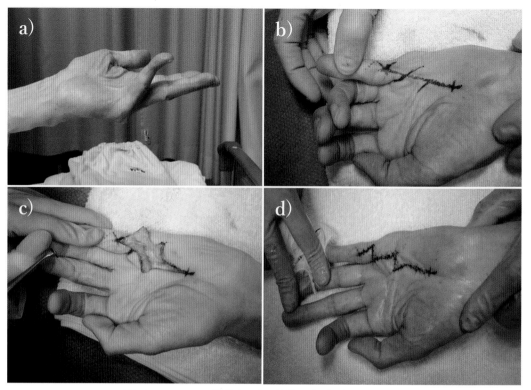

図 2. Dupuytren 拘縮(73 歳,男性.左手小指屈曲拘縮)
a：初診時左手小指 MP 関節の屈曲拘縮を認める.
b：手術は 2 か所 Z plasty の予定で皮膚切開をデザインした.
c：小指の腫瘍直上を展開し,腱膜を腫瘍につけるようにして切除を行った.
d：Z plasty で皮膚を延長して閉創を行った.

紡錘形細胞が線維性間質に束状に増殖している.時として,細胞密度が高いことがあるが,悪性軟部腫瘍と異なり核異型には乏しい.若年発生の腫瘍においては核分裂像を認めることもある.免疫組織学的には,SMA,desmin が陽性となることが多い.また核内の β-catenin も陽性となることが多いが,デスモイド型線維腫症(デスモイド)と異なり CTNNB1 や APC の遺伝子異常は認めない.

4．鑑別疾患

発生部位としては,腱鞘に発生する軟部腫瘍である腱鞘線維腫や腱鞘巨細胞腫が鑑別に挙がるが,これらの腫瘍は手指の腱に沿って発生し,拘縮を生じることはなく,臨床的にも鑑別は容易である.組織学的にはデスモイドが鑑別に挙がるが,デスモイドは深在性に発生することが多く,手掌部に発生することは珍しい.

5．治 療

手掌線維腫症に対しては,拘縮をきたす前であればステロイドの局所注射により症状の改善が認められる場合がある.拘縮をきたした後は,外科的治療が中心となる.手術は開放手術で腱膜切開し腫瘍を切除する方法(図2),経皮的針腱膜切開術により腱膜を切開する方法がある.注射用コラゲナーゼを局所に注射し,拘縮の改善を図る方法も近年試みられるようになっている[6].

足底線維腫症は,手掌線維腫症と異なり拘縮をきたすことは少ないので,無症状であれば外科的な治療は行わない.症状を有する場合には,足底板などにより,腫瘍部に荷重がかからないようにしたり,局所にステロイドを投与したりする.保存療法で症状の改善が認められない場合には,切除を検討する[7].

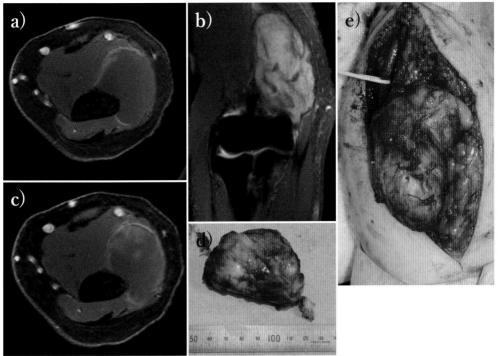

図 3. デスモイド型線維腫症(74 歳,女性,右上腕)
MRI にて右上腕筋肉内に T1 強調画像で低信号(a),T2 強調画像で高信号(b),
Gd 造影 T1 強調でわずかに増強される(c),8×5×5 cm 大の腫瘍を認める.
腫瘍は一部上腕骨に接しており,針生検にてデスモイド型線維腫症の診断に至っ
た.疼痛が持続するため,辺縁切除を施行した(d,e).(血管テープは尺骨神経)

デスモイド型線維腫症
(Desmoid type fibromatosis)

デスモイド型線維腫症(デスモイド)は線維芽細胞の増生を伴う局所浸潤性の高い中間悪性に相当する軟部腫瘍である.転移を生じることはないが,手術後の局所再発率が高く,治療に難渋する症例も多い.

1.臨床所見

デスモイドは若年者の四肢の深部軟部組織に多く発生する局所浸潤性の高い軟部腫瘍である.平均発症年齢は 30 歳代であり,比較的若年者に多いが,幅広い年齢層で認められる.発生部位は四肢以外では後腹膜,腹部,腹壁,胸壁の発生が多く報告される.1 割程度の患者は発生部位において外傷歴や手術歴を有することが知られている.家族性の多発腺腫症(Familial Adenomatous Polyposis)を有する患者は,腹部手術後に腹腔内デスモイドが生じることが多い.

腫瘍は,急速に増大することもある一方で,大きさが変わらず痛みなどの臨床症状を伴わないものや,自然消退する症例もあり,臨床経過を予測することは困難である.また,妊娠により腫瘍の増大を認める報告があり,注意が必要である.

2.画像所見

MRI 上は T1 強調画像では低信号,T2 強調画像では低信号から高信号,Gd 造影 T1 強調画像では,部分的に増強される.T2 強調画像で高信号を呈するデスモイドは一般に活動性が高く,症状を伴ったり,増大傾向を示したりすると考えられている(図 3).

3.生　検

急速に増大する腫瘍や,5 cm 以上の腫瘍では,悪性軟部腫瘍も鑑別に挙がるため,針生検ないし切開生検が考慮される.組織学的には,異型,多形に乏しい筋線維芽細胞が束状に増殖する.核分

裂像は認めないことが多い．免疫染色では筋線維芽細胞のマーカーである SMA が陽性となることが多い．核内の β-catenin 陽性が特徴的であるとされるが，約 2 割の患者では陰性となるため注意が必要である．診断が困難な症例では CTNNB1 の遺伝子変異の同定が確定診断につながる．

4．鑑別疾患

稀に浅在性線維腫である結節性筋膜炎や腱鞘線維腫が深部まで達することあり，鑑別を要することがある．また，MRI 上，造影効果が強い場合や腫瘍径が大きいものなどは悪性軟部腫瘍との鑑別が必要であり，生検による確定診断が必要である．

5．治　療

前述のように急速に増大することもある一方で，大きさが変わらず痛みなどの臨床症状を伴わないものや，自然縮小する症例もあり，臨床的にデスモイドが疑われる症例や生検にてデスモイドの確定診断がなされた症例は，まずは外来にて経過観察を行うことが標準となっている[8]．

急速に増大する腫瘍や臨床症状が強く日常生活動作が著しく阻害される症例においては，手術療法や薬物療法が検討される．手術については，切除断端が再発率と相関しないという報告が多くなされるようになり，術後の機能障害をきたさない範囲での辺縁切除（図 3）や症状改善目的の腫瘍減量手術も検討される．再発率が高いので，術後も慎重な経過観察が必要である．

薬物療法としては，NSAID や抗エストロゲン療法の有用性を報告している論文が散見され，実臨床で投与することもあるが，効果は限定的である．特に臨床経過が急速な症例においては効果が乏しい．解剖学的に切除が困難な部位の腫瘍に対しては，低用量 methotrexate＋vinblastine 治療により腫瘍増大を長期間制御可能であることが知られており，本邦でも一部の施設で実施されている[9]．また近年パゾパニブをはじめとしたチロシンキナーゼ阻害薬が局所浸潤性の高いデスモイドに対して高い奏効性を示すことが報告され，欧州を初め，臨床治験が行われている[10]．

孤発性線維性腫瘍（Solitary Fibrous Tumor；SFT）

SFT は胸膜周囲に発生する腫瘍として古くから知られていた．近年，この腫瘍が NAB2-STAT6 の融合遺伝子を有することが知られるようになり，胸膜外に発生する同様の組織形態を有する腫瘍においても同じ遺伝子異常が認められたため，軟部発生の SFT として分類されるようになった．また脳神経領域に発生する血管外皮腫（hemangiopericytoma）も同様の融合遺伝子を有し，組織学的にも同様の腫瘍として知られている．

1．臨床所見

軟部 SFT は深在性の四肢に好発する腫瘍である．年齢の分布は 40〜70 歳が多いとされる．その他の好発部位としては，腹部，骨盤，後腹膜，頭頸部や体幹部が挙げられる．多くは深在性だが，皮下組織などにも発生し，皮膚科や形成外科を受診されることもある．しばしば緩徐に増大する無痛性の腫瘤として自覚されるが，手術後の再発率が高く，中間悪性の腫瘍に分類される．また，腫瘍径が大きいもの，腫瘍細胞の核分裂が多いもの，腫瘍内に壊死組織が多いものは，稀に肺などへの遠隔転移をきたすことがあり，悪性 SFT と分類される．

2．画像所見

腫瘍内部に石灰化を伴うこともあり，X 線や CT で描出されることがある．また造影 CT ではしばしば腫瘍へ流入する比較的太い血管が造影されることがある（図 4）．MRI では T1 強調画像は筋肉と等信号を呈し，T2 強調画像では内部の囊胞変性や壊死成分を反映して高信号を呈することが多い．Gd 造影 T1 強調画像でも不均一に造影される．腫瘍へ向かう栄養血管は MRI では Flow void として描出される．

3．生　検

大きさが 5 cm 以上のものは悪性軟部腫瘍の可能性もあり，生検が考慮される．血管に富む腫瘍であり，生検時の出血には留意する必要がある．組織学的には枝分かれの多い血管を伴う線維性の

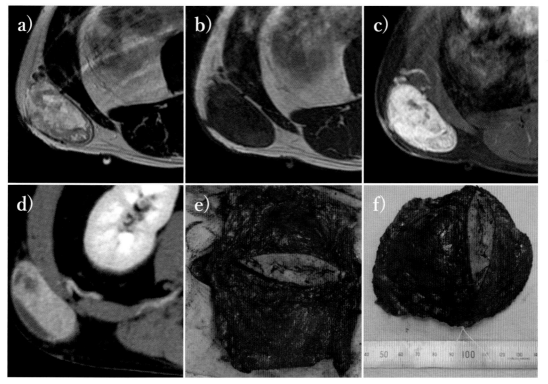

図 4. 孤発性線維性腫瘍(39 歳，男性．左側腹部)
MRI にて左側腹部に T1 強調画像で低信号(a)，T2 強調画像で高信号(b)，Gd 造影 T1
強調で増強される(c)，5×5×4 cm 大の腫瘍を認める．CT では流入血管が描出されて
いる(d)．
切開生検にて孤発性線維性腫瘍の診断となり，術前の造影 MRI より腫瘍の広がりを予
測した上で，腫瘍辺縁より 1 cm のマージンをつけ，切開生検創を含めた広汎切除術
を施行した(e，f)．

背景に紡錘形から卵円形の腫瘍がランダムな配列
で増殖する．腫瘍細胞は比較的均一であり，核異
型に乏しく，核分裂像も認めないことが多い．免
疫組織染色で CD34，bcl2，CD99 が強陽性とな
り，核内の STAT6 が陽性となることが診断の一
助となる[11]．

4．鑑別疾患

周囲の栄養血管が顕著である腫瘍では，血管平
滑筋腫などの血管系腫瘍が鑑別に挙がる．組織学
的には，CD34 陽性の腫瘍である隆起性皮膚線維
肉腫(DFSP)や CD99 が陽性となる滑膜肉腫が鑑
別に挙がる．大きさが 5 cm 以上のものは悪性軟
部腫瘍との鑑別が必要であり，生検が必須である．

5．治　療

中間悪性の軟部腫瘍ではあるが，辺縁切除によ
る再発率は 30%と高率であることや，術後の病理
組織診断の結果によっては悪性 SFT と診断され
ることもあるため，根治的切除(R0：顕微鏡的に
残存腫瘍なし)が推奨される．

悪性 SFT は薬物療法に対して治療抵抗性であ
ることが知られており，再発や転移をきたす症例
においても外科的切除を検討することが多い．が
ん薬物療法としては，悪性軟部腫瘍の 1 次治療の
レジメンであるアドリアマイシン単剤治療が選択
されるが，奏効率は乏しい．近年，進行例の悪性
SFT に対してチロシンキナーゼ阻害薬の 1 つであ
るパゾパニブを投与した治験が行われ，58%の奏
効率を示したと報告されており，アドリアマイシ
ンに替わる 1 次治療の候補として期待されてい
る[12]．

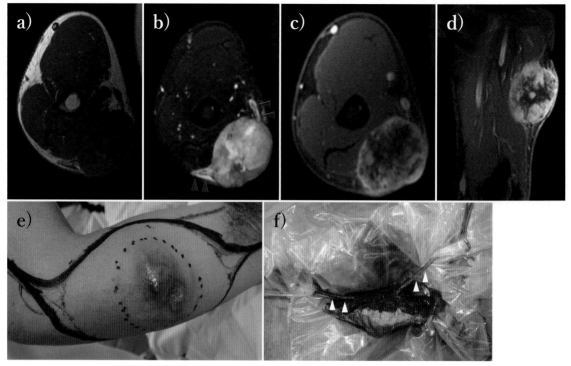

図 5. 粘液線維肉腫（65 歳，男性．右上腕）
MRI にて右上腕に T1 強調画像で低信号（a），T2 強調画像で高信号（b），Gd 造影 T1 強調で不均一に増強される（c, d），5×5×4 cm 大の腫瘍を認める．腫瘍は筋膜上を沿うように浸潤している（赤矢頭）．術前の針生検により粘液線維肉腫の診断となった．
術前の造影 MRI より腫瘍の広がりを予測し，腫瘍辺縁より 3 cm のマージンをつけて広汎切除を予定した（e）．広汎切除のラインに近接して尺骨神経（白矢頭）を認めたため，神経の連続性を保ったまま広汎切除を行い，ビニールシートの上で，神経を術野から剥離する方法（*in situ* preparation；ISP 法）により広汎切除を完了した（f）．

粘液線維肉腫（Myxofibrosarcoma；MFS）

MFS は，軟部組織に発生する悪性腫瘍である軟部肉腫の 1 つである．以前は悪性線維性組織球腫（malignant fibrous histiocytoma；MFH）の一亜型として分類されていたが，高齢者の皮下に発生する極めて再発率の高い腫瘍として特徴的な臨床所見を呈することが知られており，現在では病理組織に基づき，粘液線維肉腫という独立した疾患概念として分類されている．

1．臨床所見

発生部位は下肢が最も多く，次いで上肢と体幹，頭頸部である．半数以上の症例は皮膚ないし皮下に発生し，残りは筋膜下ないし筋肉内に発生する．高齢者に発生することが多く，特に 60～80 代の男性に多い傾向がある．痛みを伴わない，緩徐に増大する腫瘤として自覚されることが多い．

2．予後

手術後の局所再発率が 30～40％とも言われている．しかしながら，生命予後はその他の悪性軟部腫瘍と比較すると良好であり，遠隔転移は 20～25％の症例で発生し，5 年生存率は 70～80％と言われる．遠隔転移は肺が多いが，悪性軟部腫瘍には珍しくリンパ節転移をきたす症例もある．予後不良因子としては，組織学的 Grade 2 以上，深在発生，腫瘍径 10 cm 以上，局所再発あり，が挙げられる．

3．画像所見

MRI では，T1 強調画像で筋肉と等信号，T2 強調画像では不均一な高信号，Gd 造影 T1 強調画像では造影される像を呈する．皮下に発生し，筋膜に接する MFS は筋膜に沿うように浸潤するため（図 5），術前に腫瘍の進展を正確に評価することが難しい．

4．生　検

皮下の小さな腫瘤として，良性腫瘍が疑われて切除されることもある．2 cm 以下の皮下腫瘤は切除生検が許容されるため，切除後の病理診断で MFS の診断に至った際には，専門病院へ紹介するのが望ましい[4]．5 cm 以上の腫瘍ないしは筋膜に接するもしくは，筋膜下に腫瘍が至る場合には，切開生検を行うことが望ましい．

MFS は元来，粘液型の MFH と呼ばれており，同様に MFH から派生した未分化多形肉腫（UPS）と組織学的に分類することが難しい場合が多い．免疫染色が診断確定に使われることは少ないが，その他の軟部肉腫やメラノーマなど類似した腫瘍の除外診断目的に用いられる．SMA や CD34 が部分的に陽性となることが多い．

5．鑑別疾患

高齢者の下腿に発生する無痛性の皮下腫瘤を認めた場合には，常に鑑別として挙げる必要がある．特に小さな皮下腫瘤の場合，良性腫瘍として切除されることがあるため注意が必要である．若年者の体幹部に生じる DFSP（隆起性皮膚線維肉腫）や手関節や足関節より遠位の皮下に発生する MIFS（粘液炎症性線維肉腫）とは，外観が類似するため，非典型的な部位に生じた場合には，これらを鑑別に挙げる必要がある．深部発生の MFS は大きくなるまで気づかれないことが多く，UPS をはじめとした悪性軟部腫瘍が鑑別に挙がることが多い．

6．治　療

MFS は悪性軟部腫瘍の1つであり，切除可能病変に対する化学療法や放射線照射に抵抗性であることから，根治的切除（R0：顕微鏡的に残存腫瘍なし）が治療の大原則となる．しかし上述した通り，筋膜に沿って周囲に浸潤して増殖することがあり，術前に画像のみで腫瘍の広がりを正確に予測することは難しい．そのため，切除縁の設定を行う際には，確実に R0 切除を目指すためにより広いマージン設定を検討する必要がある[13]（図5）．

R0 切除が困難な症例，再発のリスクの高い症例（深部発生で腫瘍径が5 cm 以上）に対しては，周術期の化学療法や放射線治療の併用が考慮される．本邦では，周術期の化学療法としてアドリアマイシン＋イホマイド併用療法を用いる．周術期放射線治療については，切除断端が陽性の患者ないし，R0 切除が厳しいと予想される場合に施行されることが多い．初診時転移を有する進行例の MFS は極めて予後不良であり，アドリアマイシンを中心とした化学療法を選択することが多いが，化学療法に対する奏効率はその他の悪性軟部腫瘍と同様高くはない[14]．

まとめ

線維芽細胞/筋線維芽細胞腫瘍は，個々の腫瘍により臨床経過が大きく異なるため，臨床学的所見や画像診断により診断困難な場合には，生検による確定診断が必要である．悪性軟部腫瘍の可能性が示唆される際には，躊躇せず軟部肉腫専門病院への紹介を検討すべきである．

参考文献

1) Fletcher, C. D. M., et al.：WHO Classification of Tumours, 5th ed, Vol. 3. Soft Tissue and Bone Tumours, Cree, I. A., ed. 6-12, IARC, Lyon, 2020.
   Summary　WHO から出版された骨軟部腫瘍の分類に関する書籍．骨軟部腫瘍専門医にとってはバイブル的な書籍である．7年ぶりに改訂され，分子遺伝学的な観点から大幅な分類の変更があった．

2) Erickson-Johnson, M. R., et al.：Nodular fasciitis：a novel model of transient neoplasia induced by MYH-USP6 gene fusion. Lab Invest. **91**(10)：1427-1433, 2011.

3) Leung, L. Y., et al.：Nodular fasciitis：MRI appearance and literature review. Skeletal Radiol. **31**(1)：9-13, 2002.

4) 川井　章ほか：軟部腫瘍診療ガイドライン 2020 改訂第3版．43-47, 南江堂, 2020.
   Summary　本邦の軟部腫瘍のガイドライン．2020 年に改訂された．最新のエビデンスに基づいてクリニカルクエスチョンに対する答えが丁寧に解説されており，非常にわかりやすい．

5) Shin, C., et al. : USP6 gene rearrangement in nodular fasciitis and histological mimics. Histopathology. **69** : 784-791, 2016.

6) Soreide, E., et al. : Treatment of Dupuytren's contracture : a systematic review. Bone Joint J. **100-B** : 1138-1145, 2018.

7) Carroll, P., et al. : Plantar fibromatosis : pathophysiology, surgical and nonsurgical therapies : an evidence-based review. Foot Ancle Spec. **11** : 168-176, 2018.

8) Kasper, B., et al. : An update on the management of sporadic desmoid-type fibromatosis : a European Consensus Initiative between Sarcoma PAtients EuroNet(SPAEN) and European Organization for Research and Treatment of Cancer (EORTC)/Soft tissue and Bone Sarcoma Group (STBSG). Ann Oncol. **28** : 2399-2408, 2017.
   Summary　欧州の骨軟部腫瘍グループによるデスモイド型線維腫症の診断，治療の uptodate について詳細にまとめている論文.

9) Shimizu, K., et al. : Efficacy of low-dose chemotherapy with methotrexate and vinblastine for patients with extra-abdominal desmoid-type fibromatosis : a systemic review. Jpn J Clin Oncol. **50** : 419-424, 2020.

10) Toulmonde, M., et al. : Pazopanib or methotrexate-vinblastine combination chemotherapy in adult patients with progressive desmoid tumours (DESMOPAZ) : a non-comparative, randomized, open-label, multicentre, phase 2 study. Lancet Oncol. **20** : 1263-1272, 2019.
   Summary　デスモイドに対するパゾパニブ vs methotrexate＋vinblastine の第2相ランダム化比較試験に関する論文.

11) Ronchi, A., et al. : Extrapleural solitary fibrous tumor : A distinct entity from pleural solitary fibrous tumor. An update on clinical, molecular and diagnostic features. An Diagn Pathol. **34** : 142-150, 2018.

12) Martin-Broto, J., et al. : Pazopanib for treatment of typical solitary fibrous tumors : a multicentre, single-arm, phase 2 trial. Lancet Oncol. **21** : 456-466, 2020.
   Summary　SFT に対するパゾパニブの第2相試験に関する論文.

13) Fujiwara, T., et al. : What is an adequate margin for infiltrative soft tissue sarcomas? Eur J Surg Oncol. **46** : 277-281, 2020.

14) Maurel, J., et al. : Efficacy of sequential high-dose doxorubicin and ifosfamide compared with standard-dose doxorubicin in patients with advanced soft tissue sarcoma : an open-label randomized phase II study of the Spanish group for research on sarcomas. J Clin Oncol. **27** : 1893-1898, 2009.

PEPARS　No.181：93-102，2022

◆特集／まずはここから！四肢のしこり診療ガイド

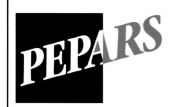

Ⅱ. 各 論
その他の軟部腫瘍，軟部肉腫
—滑膜肉腫，類上皮肉腫など—

遠藤　誠[*1]　松本嘉寛[*2]　中島康晴[*3]

Key Words：滑膜肉腫(synovial sarcoma)，類上皮肉腫(epithelioid sarcoma)，骨外性粘液型軟骨肉腫(extraskeletal myxoid chondrosarcoma)，骨化性線維粘液性腫瘍(ossifying fibromyxoid tumor)，骨外性ユーイング肉腫（extraskeletal Ewing sarcoma），NTRK遺伝子再構成紡錘形細胞腫瘍(NTRK-rearranged spindle cell neoplasm)

Abstract　軟部腫瘍，軟部肉腫の組織型は極めて多彩であり，2020年に改訂されたWHO診断基準では，100種を超える組織診断が分類されている．本稿では，その他の軟部腫瘍，軟部肉腫ということで，他稿で取り上げられていない組織型である分化方向不明の腫瘍や骨や軟部に発生する未分化小円形細胞肉腫の中から，しばしば皮下腫瘍として発生し，臨床上重要と思われる，滑膜肉腫，類上皮肉腫，骨外性粘液型軟骨肉腫，骨化性線維粘液性腫瘍，骨外性ユーイング肉腫や，近年新しく疾患が定義され，注目されている腫瘍としてNTRK遺伝子再構成紡錘形細胞腫瘍を取り上げ，その診断，治療計画，手術方法等について解説する．

滑膜肉腫

1．臨床所見

　滑膜肉腫は，10代後半から30代の若年成人に好発する軟部肉腫であり，軟部肉腫の約10%を占める．その名称から滑膜由来の腫瘍と誤解されやすいが，正常滑膜組織との関連性は否定されており，最新のWHO分類では分化傾向不明の腫瘍として分類されている[1]．実際に，滑膜組織が存在する関節腔内での発生は極めて稀であり，好発部位は四肢大関節の関節外近傍，特に膝関節周囲である．その他，稀であるが甲状腺，肺，腎，前立腺などの実質臓器発生例の報告がある．

　自覚症状としては腫瘤形成とともに疼痛を伴うことがあり，疼痛を伴う軟部腫瘍では，滑膜肉腫のほか，血管腫/血管奇形，神経鞘腫などが鑑別に挙がる[2]．若年者に発生した疼痛を伴う弾性硬の軟部腫瘤で，Tinel徴候が陰性であれば，滑膜肉腫を鑑別に挙げる必要がある．滑膜肉腫は悪性度の幅が広く，増大速度は速いものから遅いものまで様々である．数年前からある腫瘤で緩徐な増大を示す腫瘍であっても滑膜肉腫の可能性があるので注意を要する．

2．画像診断

　画像所見としては特徴的なものは少ないが，10～40%の症例で石灰化を伴うことが知られる．そのため，X線検査は診断に有用である．石灰化を伴う軟部腫瘤では，滑膜肉腫のほか，血管腫/血管奇形，骨化性筋炎，腫瘍状石灰症，神経鞘腫，石灰化上皮腫，脂肪性腫瘍，軟部軟骨腫，骨外性骨肉腫，および後述の骨化性線維粘液性腫瘍などが鑑別に挙がる．また，滑膜肉腫では囊胞変性を伴うことがある．MRIは特異的な所見に乏しいが，造影効果を強く認めることが多く，また手術時の切除範囲の計画にも有用なので，MRI時には造影を行った方がよい．局所CTは石灰化の描出には有用であるが，必須の検査ではない．遠隔転移のチェックのため，胸部と所属リンパ節のCT

*1 Makoto ENDO, 〒812-8582　福岡市東区馬出3-1-1　九州大学医学部整形外科，講師
*2 Yoshihiro MATSUMOTO，同，准教授
*3 Yasuharu NAKASHIMA，同，教授

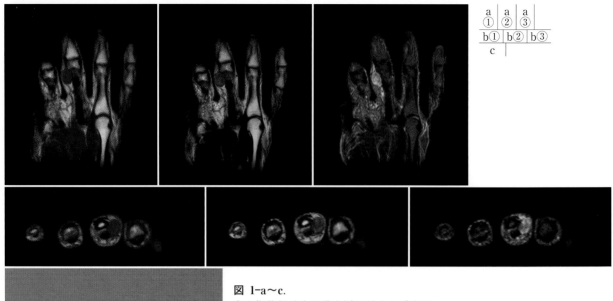

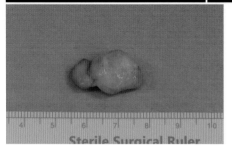

図 1-a～c.
右中指基部発生滑膜肉腫に対する手術例
a，b：初診時 MRI 画像（①：T1WI，②：T2WI，③：T2WI 脂肪抑制）．
右中指基節骨の母指側に径 1.5 cm 大の軟部腫瘍を認める．T1WI 像で
等信号，T2WI 像で軽度の高信号を呈する．
c：切除生検における腫瘍検体．黄白色調で光沢を帯び，境界明瞭な腫
瘍である．

検査に加え，PET 検査はほぼ必須である．

3．生検・病理診断

診断確定のためには生検は必須である[3]．基本
的には針生検が考慮されるが，針生検が実施困難
な場合や針生検では診断確定に至らなかった場合
には切開生検が選択される．また，皮下発生で
2 cm 以下の病変では切除生検が行われることも
ある．生検標本では HE 染色にて二相型および単
相型（単相性線維型，単相性上皮型），低分化型お
よび石灰化型いずれかの所見を呈する．二相型は
癌に似た腺管構造を呈する上皮細胞成分と線維肉
腫様の紡錘形細胞成分からなり，腺管腔にはしば
しばムチン産生を伴う．最も多い単相性線維型で
は，比較的均一な紡錘形細胞の増殖を認める．単
相性上皮型は稀であり，上皮細胞成分が優勢で紡
錘形細胞成分はごく一部にしか認めない．低分化
型は低分化な円形～短紡錘形細胞の密な増殖像を
呈し，ユーイング肉腫などの円形細胞肉腫との鑑
別を要する．転移能が高く，他の組織型と比較し
て予後不良な傾向がある．石灰化型は石灰化が特
に強く，予後良好である．均一な細胞形態や血管

周皮腫様の血管構築は滑膜肉腫全般に共通する組
織学的特徴であり，病理診断に際して参考とな
る．免疫組織化学染色では，サイトケラチン
（AE1/AE3，CAM5.2，CK7，CK19 など），EMA
などの上皮系マーカーに上皮様成分が陽性，紡錘
形細胞のごく一部が陽性である．そのほか，
TLE1，bcl-2，CD99 などが陽性となる．特異的
融合遺伝子である SS18-SSX は，RT-PCR やシー
クエンス，FISH や免疫染色にて検出される[4]．抗
がん剤感受性試験は一般的ではない．

4．治療計画

切除可能病変では腫瘍周囲の正常組織を合併切
除し，腫瘍反応層の外で切除する広範切除が一般
的である[5]．成人発生の 5 cm 以上，深部発生，組
織学的悪性度グレード 2 以上では周術期化学療法
として，AI 療法（アドリアマイシン 60 mg/m^2＋イ
ホスファミド 10 g/m^2 を 1 コースとして，術前 3
コース＋術後 2 コース）が考慮される．一方で，小
児・思春期発生例では，周術期化学療法は推奨さ
れない[6]．放射線治療は，主要臓器や血管・神経
が近接するなど解剖学的理由により，広範切除縁

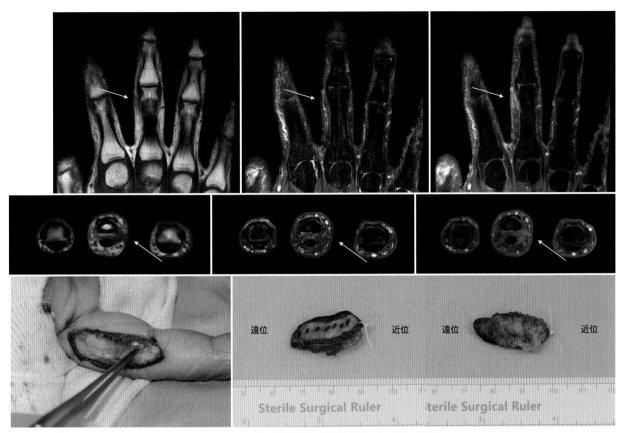

図 1-d～g. 右中指基部発生滑膜肉腫に対する手術例

d，e：切除生検後の MRI 画像（①：T1WI，②：T2WI 脂肪抑制，③：Gd 造影）．信号変
　　化領域は，もともと腫瘍が存在していた部位を中心に限局的である．

f：追加広範切除術の術中写真．掌側指動脈・指神経は合併切除した．また，深部は基節
　　骨骨膜を焼灼するよう切除を行った．

g：追加広範切除術における切除検体．切除生検創から 5 mm の切除マージンを設定し，
　　切除した．

の確保が困難な場合に考慮される．滑膜肉腫のリ
ンパ節転移のリスクは 4～7％ 程度とされる．
PET/CT 検査などの画像検査でリンパ節転移が
疑われる際には，リンパ節郭清が必要となる．

5．手術の実際

当院治療例を提示する．

56 歳，男性．1 年前から右中指に小腫瘤を自覚．
徐々に増大のため，近医を受診．MRI 検査にて，
右中指基部橈側に径 1.5 cm 大の軟部腫瘍を認め
た（図 1-a，b）．腫瘍は，T1WI 低信号，T2WI 等
信号～高信号を呈し，局在型腱滑膜巨細胞腫など
の軟部腫瘍が疑われた．病変が小さく，針生検は
困難と判断し，切除生検（診断と治療を兼ねた腫
瘍切除）を施行した．腫瘍は黄白色調で境界明瞭
であり，剥離は容易であった（図 1-c）．病理診断

が悪性腫瘍の場合を考慮し，腫瘍切除後にエア
ターニケットを OFF にし，丁寧に止血を行った．
術後の病理診断にて，SS18-SSX1 融合遺伝子が確
認され，滑膜肉腫の診断であった．また，切除断
端は陽性が疑われた．再度，MRI 検査にて確認し
たところ，術後の信号変化領域はもともと腫瘍が
存在した部位に限局していた（図 1-d，e）．信号変
化領域を完全切除できるよう，前回手術創から 5
mm のマージンを設定．皮膚，皮下組織，屈筋腱
腱鞘を合併切除．深部では基節骨骨膜を焼灼する
ようにして切除を行った（図 1-f，g）．創は一期的
に閉創可能であった．病理診断では，ごく小領域
に腫瘍細胞の残存を認めた．切除断端は陰性で
あった．術後経過は良好であり，術後 1 年 7 か月
の時点で腫瘍の再発転移は認めていない．

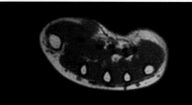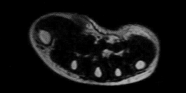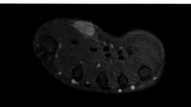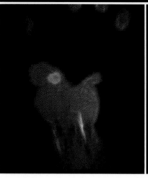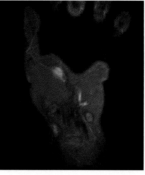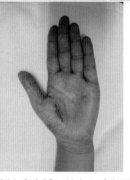

| a① | a② | a③ |
| b | c | d |

図 2-a〜d. 左手掌発生類上皮肉腫に対する手術例

a〜c：前医術前の MRI 画像（a①：T1WI，a②：T2WI，a③：T2WI 脂肪抑
制，b：T2WI 脂肪抑制）．左手掌母指球部に径 1.2 cm 大の皮下腫瘍を認め
る．T1WI 像で等信号，T2WI 像で軽度の高信号を呈する．画像上，掌側動
脈に近接することが示唆された．

d：前医手術後の創部写真．左手掌母指球部に約 2 cm の手術創を認めた．

類上皮肉腫

1．臨床所見

類上皮肉腫は，若年成人に好発し，男性にやや
多く発症する（男女比 1.7：1）[7]．古典型と近位型
に分類され，古典型は四肢末梢に発生し，近位型
は外陰部や殿部，四肢近位に発生することが多
い．通常，数 cm 程度の結節として発症するが，
浅層発生例は皮膚や皮下の硬結として発症し，
徐々に潰瘍化することがある．そのため，原因不
明の皮膚潰瘍として認知され，腫瘍としての診断
が遅れることがしばしばある．

2．画像診断

画像所見としては特異的な所見に乏しいが，
MRI では手術時の切除範囲の計画にも有用なの
で，造影を行った方が良い．近位型の深部発生例
では局所浸潤傾向がみられることがある．遠隔転
移のチェックのため，胸部と所属リンパ節の CT
検査に加え，PET 検査は必須と思われる．

3．生検・病理診断

診断確定のためには生検は必須である．基本的
には針生検が適応となるが，針生検が実施困難な
場合や針生検では診断確定に至らない場合には切
開生検が選択される．また，皮下発生で 2 cm 以
下の病変では切除生検が行われることもある．生
検標本では，腫瘍細胞は上皮様の形態を示し，多
結節状の増殖を特徴とする．壊死を伴うことが多
い．古典型では肉芽腫様の所見を呈し，診断が困
難なことがある．免疫組織化学染色では，サイト
ケラチン（AE1/AE3，CAM5.2 など），EMA など
の上皮系マーカーのほか，CD34 や ERG が陽性と
なること多い．また，SMARCB1/INI1 が陰性と
なることが特徴的である[8]．抗がん剤感受性試験
は一般的ではない．

4．治療計画

類上皮肉腫は化学療法と放射線治療に対する感
受性が乏しく，手術による切除が第一選択とな
る．切除可能病変では腫瘍周囲の正常組織を合併
切除し，腫瘍反応層の外で切除する広範切除が一
般的である．類上皮肉腫のリンパ節転移のリスク
は 33〜50％ 程度と肉腫の中では非常に高く，
PET/CT 検査などの画像検査でリンパ節転移が
疑われる際には，リンパ節郭清が必要となる．予
防的リンパ節郭清の是非については，データが乏

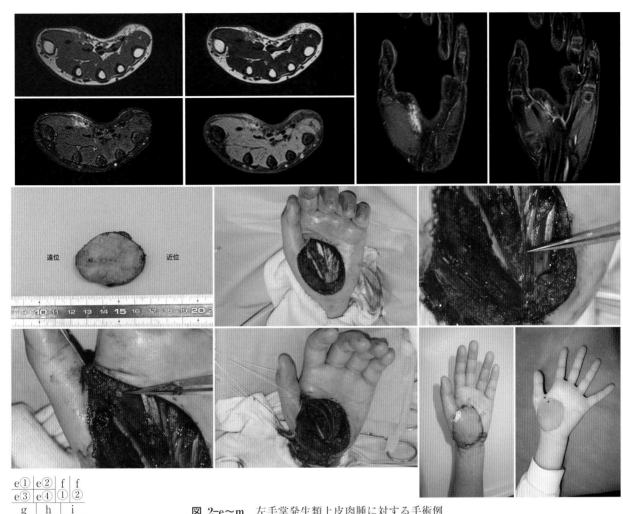

e①	e②	f	f
e③	e④	①	②
g	h		i
j	k	l	m

図 2-e〜m. 左手掌発生類上皮肉腫に対する手術例

e，f：前医切除術後の MRI 画像（e①：T1WI，e②：T2WI，e③：T2WI 脂肪抑制，e④：Gd 造影，f：Gd 造影）．信号変化領域は，手術創に一致し，限局的である．

g：追加広範切除術における切除検体．切除生検創から 10 mm の切除マージンを設定し，切除した．

h：追加広範切除術の術中写真．浅指屈筋腱および掌側指神経が露出している．

i：掌側指神経切除断端の近位側

j：母指尺側の掌側指神経切除断端の遠位側

k：神経再建術後

l：鼠径皮弁術後

m：鼠径皮弁術後 1 年．皮弁は生着良好であり，母指尺側の皮膚感覚は回復傾向である．

しく，一定の見解に達していない．血清マーカーである CA125 がモニタリングに有用な場合がある[9]．

5．手術の実際

当院治療例を提示する．

10 歳，女児．数年前から左手掌に小腫瘤を自覚．徐々に増大のため，近医を受診．MRI 検査にて，左手掌母指球部皮下に径 1.2 cm 大の軟部腫瘍を認めた（図 2-a〜c）．腫瘍は，T1WI 低信号，T2WI 高信号，Gd 造影にてほぼ均一かつ早期から造影され，血管腫などの血管系腫瘍が疑われた．前医で腫瘍切除（辺縁切除）を施行．腫瘍は皮膚と癒着しており，腫瘍直上の皮膚は紡錘形に合併切除．神経血管束は温存し，腫瘍は一塊として切除された．病理診断が類上皮肉腫であったため，追加治療目的で当院紹介となった．初診時，左手掌母指球部に約 2 cm の手術創あり（図 2-d）．触診上，明らかな腫瘤は触知しないが，前医で神経血

管束を剝離・温存されており，顕微鏡的残存腫瘍の存在が強く疑われた．前医切除術後のMRI検査では，もともと腫瘍が存在した部位を中心にT2WI高信号，Gd造影にて造影される領域を認め（図2-e，f），その範囲に腫瘍細胞が残存する可能性を念頭に，信号変化領域を完全切除できるように追加広範切除を計画した．MRIでの信号変化領域から10 mmに切除マージンを設定し，母指側では短母指屈筋，短母指外転筋の筋腹を部分切除．屈筋腱は腱鞘を切除し，腱そのものは温存．動脈は切除部位直下の浅掌動脈弓および示指橈側の掌側指動脈は合併切除（図2-g～j）．神経は，母指および示指橈側の掌側指神経を合併切除した．神経の再建はリナーブ®を用いて行い，皮膚・軟部組織の再建は鼠径皮弁を浅掌動脈弓に吻合して行った（図2-k）．病理診断では，類上皮肉腫の残存を認め，切除断端は陰性であった．術後経過は良好であり（図2-l），術後1年7か月の時点で腫瘍の再発転移は認めない（図2-m）．また神経を合併切除した母指尺側の感覚は回復傾向である．

骨外性粘液型軟骨肉腫

1．臨床所見

骨外性粘液型軟骨肉腫は軟部肉腫の3%以下と稀な腫瘍であり，50歳代の成人に好発し，やや男性に多い傾向がある[10]．多くは，緩徐に増大する筋肉内軟部腫瘤として発症し，四肢近位部が好発部位である．豊富な粘液様基質を背景に軟骨芽細胞に類似した腫瘍細胞が増殖するため，“軟骨肉腫”と命名された経緯があるが，腫瘍細胞に軟骨分化の形質は確認されておらず，現在では誤称と考えられている．骨に発生する軟骨肉腫とは全く異なる疾患であるので注意が必要である．

2．画像診断

他の軟部腫瘍同様に，画像所見としては特異的な所見に乏しいが，MRI T2WI像にて高信号を呈する多房性腫瘤として描出されることが多い．MRIは手術時の切除範囲の計画にも有用なので，造影を行った方が良い．造影MRIでは，腫瘍辺縁優位の造影効果を示すのが特徴的である．遠隔転移のチェックのため，胸部のCT検査は必須であり，可能であればPET検査も行った方がよい．

3．生検・病理診断

診断確定のためには生検が必須である．基本的には針生検が適応となるが，針生検が実施困難な場合や針生検では診断確定に至らない場合には切開生検が選択される．生検標本では，軟骨芽細胞に類似した腫瘍細胞が，豊富な粘液様ないし軟骨様基質を背景に多分葉状に増殖する像が観察される．免疫組織化学染色では，特異的な所見に乏しく，S-100タンパクの陽性率は20～30%程度にとどまる．遺伝子検査におけるEWSR1-NR4A3やTAF15-NR4A3融合遺伝子の検出が決定的な診断根拠となる．抗がん剤感受性試験は一般的ではない．

4．治療計画

切除可能病変では腫瘍周囲の正常組織を合併切除し，腫瘍反応層の外で切除する広範切除が一般的である．成人発生の5 cm以上，深部発生，組織学的悪性度グレード2以上では周術期化学療法として，AI療法（アドリアマイシン60 mg/m^2＋イホスファミド10 g/m^{2}を1コースとして，術前3コース＋術後2コース）が考慮される．放射線治療は，主要臓器や血管・神経が近接するなど解剖学的理由により，広範切除縁の確保が困難な場合に考慮される．骨外性粘液型軟骨肉腫のリンパ節転移は稀であり，画像検査でリンパ節転移が疑われる際に限り，リンパ節郭清が必要となる．

骨外性ユーイング肉腫

1．臨床所見

ユーイング肉腫は，骨組織および軟部組織両者に発生し得る小円形細胞肉腫であり，軟部組織発生例は骨外性ユーイング肉腫と呼ばれる．骨外性ユーイング肉腫は思春期から若年成人に発生し，やや男性に多い[11]．全身の軟部組織に発生し，深部発生が多いが，稀に皮下など浅層にも発生する．増大傾向を示す無痛性軟部腫瘤として発症す

ることが多い.

2．画像診断

MRI 画像では，他の軟部腫瘍同様に特異的な所見に乏しいが，時に腫瘍内部に出血や壊死を伴う．MRIは手術時の切除範囲の計画にも有用なので，造影を行った方が良い．ユーイング肉腫は高悪性度肉腫であり，遠隔転移の確認のため，胸部CT 検査や PET 検査が必須である．

3．生検・病理診断

診断確定のためには生検は必須である．基本的には針生検であるが，針生検が実施困難な場合や針生検では診断確定に至らない場合には切開生検が選択される．また，皮下発生で 2 cm 以下の病変では切除生検が行われることもある．生検標本では HE 染色にて細胞質に乏しい未分化小円形腫瘍細胞がびまん性にシート状に増殖する像がみられる．免疫組織化学染色では，CD99 や NKX2.2などの陽性所見が診断の助けとなる[12]．特異的融合遺伝子である EWSR1-FLI1 や EWSR1-ERG などが，RT-PCR やシークエンス，FISH にて検出される．同じく小円形細胞肉腫に分類される CIC遺伝子再構成肉腫との鑑別では，遺伝子検査所見が重要な診断根拠となる[13]．抗がん剤感受性試験の有用性は証明されていない．

4．治療計画

骨外性ユーイング肉腫は高悪性度肉腫であり，周術期化学療法が必須となる．化学療法は，VDC-IE 療法(ビンクリスチン，ドキソルビシン，シクロホスファミド，イホスファミド，エトポシド)など多剤併用療法が一般的である[14]．切除可能病変では，適切なタイミングで広範切除が行われる．一方で，ユーイング肉腫は放射線感受性が比較的高いため，切除困難例では，根治目的に放射線治療が選択されることもある．ユーイング肉腫のリンパ節転移のリスクは低い．

5．手術の実際

当院で治療を行った皮下発生の骨外性ユーイング肉腫例を提示する．

29 歳，女性．8 か月前から右肩に腫瘤を自覚し，近医を受診．MRI 検査にて右肩に 5.5 cm 大の皮下腫瘍を指摘され，局所麻酔下に腫瘍切除術を施行された(図 3-a, b)．病理結果でユーイング肉腫を疑われ，精査加療目的に当院を紹介受診となった．当院で病理結果をレビューし，遺伝子検査でEWSR1-FLI1 融合遺伝子を同定．ユーイング肉腫と確定診断された．術前化学療法として VDC/IE療法を 2 コース行った後，追加広範切除術を施行．切除範囲は，当院で撮影した MRI 画像における信号変化領域を完全切除できるように切除マージンを 2 cm に設定し，切除範囲は前医手術創を中心に 10×5 cm 大，前医手術創周囲の皮膚は紡錘形に合併切除した(図 3-c, d)．深部は三角筋の筋膜および筋線維表層を合併切除した(図 3-e)．創は一期的に閉創可能であった．病理検査では，明らかな腫瘍細胞の残存は認めなかった．術後にVDC/IE 療法を 5 コース施行．治療終了後 3 年 8か月が経過し，再発転移なく無病生存中である．

骨化性線維粘液性腫瘍

1．臨床所見

骨化性線維粘液性腫瘍は，成人四肢の皮下に好発する稀な軟部腫瘍であり，WHO 分類では，中間性(稀に転移)，分化傾向不明の腫瘍として分類されている．通常，緩徐に増大する無痛性軟部腫瘤として発症する．

2．画像診断

診断名が示す通り，単純 X 線写真や CT 検査で腫瘍辺縁に石灰化や骨化を伴うことが多い．MRI画像では，他の軟部腫瘍同様に，特異的な所見に乏しいが，MRI は手術時の切除範囲の計画にも有用なので，造影を行った方が良い．稀ではあるが，遠隔転移のリスクがあり，その確認のため，胸部CT 検査を行うことが望ましい．

3．生検・病理診断

診断確定のためには生検が必須である．基本的には針生検が適応となるが，針生検が実施困難な場合や針生検では診断確定に至らない場合には切開生検が選択される．生検標本では，円形から卵

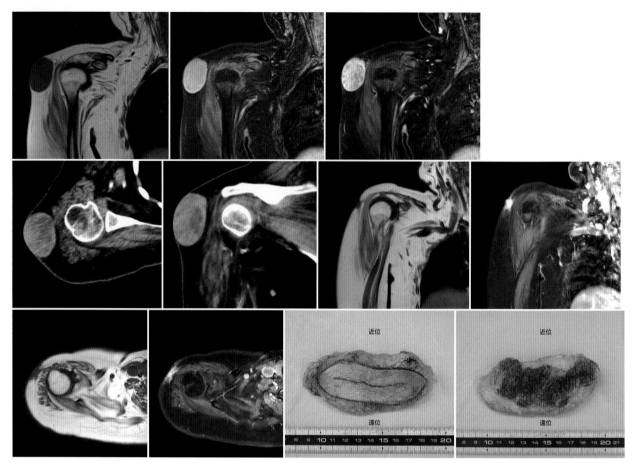

図 3. 右肩発生骨外性ユーイング肉腫に対する手術例

a：前医術前の MRI 画像（①：T1WI，②：T2WI 脂肪抑制，③：Gd 造影）．右肩に径 5.5
　cm 大の皮下腫瘤を認める．T1WI 像で等信号，T2WI 像で均一な高信号，Gd 造影にて不
　均一で強い造影効果を呈する．
b：前医術前の造影 CT 画像（①：軸位断，②：冠状断）．強い造影効果が明らかである．
c，d：前医切除術後の MRI 画像（①：T1WI，②：T2WI 脂肪抑制）．信号変化領域は，手
　術創に一致し，限局的である．

a ①	a ②	a ③	
b ①	b ②	c ①	c ②
d ①	d ②	e ①	e ②

円形の核と好酸性の胞体を有する比較的均一な腫
瘍細胞が粘液性または線維性間質を背景に増殖し
ている像が観察される[15]．免疫組織化学染色で
は，S-100 タンパクの陽性率は 70％程度であるが，
特異性に欠ける．遺伝子検査における EP400-
PHF1 融合遺伝子などの検出が決定的な診断根拠
となる[16]．抗がん剤感受性試験は一般的ではない．

4．治療計画

　基本的には手術単独で治療されることが多く，
切除可能病変では腫瘍周囲の正常組織を合併切除
し，腫瘍反応層の外で切除する広範切除が一般的
である．リンパ節転移は稀であり，画像検査でリ
ンパ節転移が疑われる際に限り，リンパ節郭清が

必要となる．

NTRK 遺伝子再構成紡錘形細胞腫瘍

1．臨床所見

　NTRK 遺伝子再構成紡錘形細胞腫瘍は，2020 年
改訂の WHO 分類第 5 版で新しく追加された組織
診断名であり，その名の通り，NTRK 遺伝子異常
を呈する紡錘形腫瘍細胞によって特徴付けられる
腫瘍である．乳幼児から学童期までの小児の四肢
体幹の表層または深部軟部組織に発生し，無痛性
腫瘤として発症することが多い．WHO 分類では
悪性に分類されているが，良性に近い経過を示す
ものから悪性度の高いものまで幅広いバリエー

ションを有する.

2．画像診断

画像所見として特徴的なものは報告されていない．手術時の切除範囲の計画に有用なので，MRIは造影を行った方が良い．遠隔転移のチェックのため，胸部 CT 検査は必須である．PET 検査の有用性は明らかではないが，可能であれば行った方がよいと思われる．

3．生検・病理診断

診断確定のためには生検は必須である．基本的には針生検であるが，針生検が実施困難な場合や針生検では診断確定に至らない場合には切開生検が選択される．また，皮下発生で 2 cm 以下の病変では切除生検が行われることもある．生検標本では比較的均質な紡錘形腫瘍細胞の増殖像を認める．免疫組織化学染色では，S-100 タンパクとCD34 が陽性であるが，末梢神経鞘腫瘍と異なり，SOX10 は陰性である．そのほか，TLE1，bcl-2，CD99 などが陽性となる．NTRK1/2/3 融合遺伝子は亜型が多く報告されており，その中では，LMNA-NTRK1 や TPM3-NTRK1 の頻度が高いとされる．NTRK 遺伝子再構成の検出は，次世代シークエンサー(NGS)で行われることが多いが，本邦で保険診療として行われている NCC オンコパネルシステムや，FoundationOne CDx がんゲノムプロファイルでは，すべての融合遺伝子亜型をカバーできないことに注意を要する．抗がん剤感受性試験は一般的ではない．

4．治療計画

切除可能病変では腫瘍周囲の正常組織を合併切除し，腫瘍反応層の外で切除する広範切除が一般的である．周術期化学療法の有用性はデータ不十分であり，判断困難であるが，組織学的高悪性度の腫瘍では選択肢となり得る．一方で，進行例に対しては，TRK 阻害薬の高い有効性が報告されており，第一選択薬として用いられることが多い[17]．放射線治療の有用性もデータ不十分であるが，組織学的高悪性度の腫瘍では選択肢となり得る．

まとめ

軟部腫瘍，軟部肉腫の組織型は多種多彩であり，組織型診断に合わせた治療計画が必要となる一方で，特異的な臨床像や画像所見に乏しい一面がある．そのため，診断においては生検および病理診断の重要性が高い．皮下発生で 2 cm 以下の病変では切除生検(診断と治療を兼ねた一期的切除)が行われることもあるが，病理診断が悪性であった場合を想定し，止血を丁寧に行うなど，腫瘍細胞による汚染を最小限に抑えるために細心の注意を要する．高悪性度腫瘍では，手術単独ではなく，薬物療法や放射線治療と組み合わせた集学的治療が必要である．

参考文献

1) WHO Classification of Tumours. 5th ed. Soft Tissue and Bone Tumours. IARC, 2020.
2) Gazendam, A. M., et al.：Synovial Sarcoma：A Clinical Review. Curr Oncol. **28**(3)：1909-1920, 2021.
3) Endo, M., et al.：Diagnosis and Management of Subcutaneous Soft Tissue Sarcoma. Curr Treat Options Oncol. **20**(7)：54, 2019.
4) Nielsen, T. O., et al.：Synovial sarcoma：recent discoveries as a roadmap to new avenues for therapy. Cancer Discov. **5**(2)：124-134, 2015.
5) Endo, M., Lin, P. P.：Surgical margins in the management of extremity soft tissue sarcoma. Chin Clin Oncol. **7**(4)：37, 2018.
6) 日本整形外科学会ほか：軟部腫瘍診療ガイドライン 2020 改訂第 3 版．南江堂，2020.
7) Czarnecka, A. M., et al.：Epithelioid Sarcoma-From Genetics to Clinical Practice. Cancers (Basel). **12**(8)：2112, 2020.
8) Hornick, J. L., et al.：Loss of INI1 expression is characteristic of both conventional and proximal-type epithelioid sarcoma. Am J Surg Pathol. **33**(4)：542-550, 2009.
9) Hoshino, M., et al.：Serum CA 125 expression as a tumor marker for diagnosis and monitoring the clinical course of epithelioid sarcoma. J Cancer Res Clin Oncol. **136**(3)：457-464, 2010.

10) Ogura, K., et al. : Extraskeletal myxoid chondro-sarcoma : a review of 23 patients treated at a single referral center with long-term follow-up. Arch Orthop Trauma Surg. **132**(10) : 1379-1386, 2012.

11) Applebaum, M. A., et al. : Clinical features and outcomes in patients with extraskeletal Ewing sarcoma. Cancer. **117**(13) : 3027-3032, 2011.

12) Yoshida, A., et al. : NKX2.2 is a useful immuno-histochemical marker for Ewing sarcoma. Am J Surg Pathol. **36**(7) : 993-999, 2012.

13) Yoshida, A., et al. : CIC-rearranged sarcomas : a study of 20 cases and comparisons with Ewing sarcomas. Am J Surg Pathol. **40**(3) : 313-323, 2016.

14) Grier, H. E., et al. : Addition of ifosfamide and etoposide to standard chemotherapy for Ewing's sarcoma and primitive neuroectodermal tumor of bone. N Engl J Med. **348**(8) : 694-701, 2003.

15) Bakiratharajan, D., Rekhi, B. : Ossifying fibro-myxoid tumor : an update. Arch Pathol Lab Med. **140**(4) : 371-375, 2016.

16) Endo, M., et al. : Ossifying fibromyxoid tumor presenting EP400-PHF1 fusion gene. Hum Pathol. **44**(11) : 2603-2608, 2013.

17) Doebele, R. C., et al. : An Oncogenic NTRK fusion in a patient with soft-tissue sarcoma with response to the tropomyosin-related kinase inhibitor LOXO-101. Cancer Discov. **5**(10) : 1049-1057, 2015.

FAX による注文・住所変更届け

改定：2015 年 1 月

毎度ご購読いただきましてありがとうございます．

読者の皆様方に小社の本をより確実にお届けさせていただくために，FAX でのご注文・住所変更届けを受けつけております．この機会に是非ご利用ください．

◇ご利用方法

FAX 専用注文書・住所変更届は，そのまま切り離して FAX 用紙としてご利用ください．また，注文の場合手続き終了後，ご購入商品と郵便振替用紙を同封してお送りいたします．**代金が 5,000 円をこえる場合，代金引換便とさせて頂きます**．その他，申し込み・変更届けの方法は電話，郵便はがきも同様です．

◇代金引換について

本の代金が 5,000 円をこえる場合，代金引換とさせて頂きます．配達員が商品をお届けした際に，現金またはクレジットカード・デビットカードにて代金を配達員にお支払い下さい(本の代金＋消費税＋送料)．(※年間定期購読と同時に 5,000 円をこえるご注文を頂いた場合は代金引換とはなりません．郵便振替用紙を同封して発送いたします．代金後払いという形になります．送料は定期購読を含むご注文の場合は頂きません)

◇年間定期購読のお申し込みについて

年間定期購読は，1 年分を前金で頂いておりますため，代金引換とはなりません．郵便振替用紙を本と同封または別送いたします．送料無料，また何月号からでもお申込み頂けます．

毎年末，次年度定期購読のご案内をお送りいたしますので，定期購読更新のお手間が非常に少なく済みます．

◇住所変更届けについて

年間購読をお申し込みされております方は，その期間中お届け先が変更します際，必ずご連絡下さいますようよろしくお願い致します．

◇取消，変更について

取消，変更につきましては，お早めに FAX，お電話でお知らせ下さい．

返品は，原則として受けつけておりませんが，返品の場合の郵送料はお客様負担とさせていただきます．その際は必ず小社へご連絡ください．

◇ご送本について

ご送本につきましては，ご注文がありましてから約 1 週間前後とみていただきたいと思います．お急ぎの方は，ご注文の際にその旨をご記入ください．至急送らせていただきます．2～3 日でお手元に届くように手配いたします．

◇個人情報の利用目的

お客様から収集させていただいた個人情報，ご注文情報は本サービスを提供する目的(本の発送，ご注文内容の確認，問い合わせに対しての回答等)以外には利用することはございません．

その他，ご不明な点は小社までご連絡ください．

株式会社 全日本病院出版会　〒 113-0033 東京都文京区本郷 3-16-4-7 F　電話 03(5689)5989　FAX03(5689)8030　郵便振替口座 00160-9-58753

FAX 専用注文書

形成・皮膚 2201

年　月　日

年　月　日

住 所 変 更 届 け

お 名 前	フリガナ	
お客様番号		毎回お送りしています封筒のお名前の右上に印字されております８ケタの番号をご記入下さい。
新お届け先	〒　　　　　都 道 　　　　　　府 県	
新電話番号	（　　　　）	
変更日付	年　　月　　日より	月号より
旧お届け先	〒	

※ 年間購読を注文されております雑誌・書籍名に✓を付けて下さい。

☐ Monthly Book Orthopaedics （月刊誌）

☐ Monthly Book Derma. （月刊誌）

☐ 整形外科最小侵襲手術ジャーナル （季刊誌）

☐ Monthly Book Medical Rehabilitation （月刊誌）

☐ Monthly Book ENTONI （月刊誌）

☐ PEPARS （月刊誌）

☐ Monthly Book OCULISTA （月刊誌）

次号予告

遊離皮弁をきれいに仕上げる
―私の工夫―

No.182（2022年2月号）

編集／岩手医科大学教授　　　　　櫻庭　実

PEPARS　No.181

2022年1月15日発行（毎月1回15日発行）
定価は表紙に表示してあります.
Printed in Japan

発行者　　末　定　広　光
発行所　　株式会社　**全日本病院出版会**
〒113-0033　東京都文京区本郷3丁目16番4号
　　　　　電話（03）5689-5989　Fax（03）5689-8030
　　　　　郵便振替口座　00160-9-58753

印刷・製本　三報社印刷株式会社　　　電話（03）3637-0005
広告取扱店　㈱日本医学広告社　　　電話（03）5226-2791